影像检查技术规范手册
MRI分册

主 编　许乙凯　李子平　谢传淼

科学出版社

北　京

内 容 简 介

　　本书共7章，每章分别论述各成像部位MRI的扫描技术规范，包括检查前准备、扫描范围、扫描技术和注意事项，配以定位的影像图片，重在说明每个扫描部位的基本技术规范，系统全面、简单实用、图文并茂。本书编写时参考了国、内外最新的影像检查技术规范，旨在为基层影像技术人员的规范化培训和影像技术专业学生提供贴近临床实践的技术参考。

图书在版编目(CIP)数据

影像检查技术规范手册. MRI分册 / 许乙凯，李子平，谢传淼主编. —北京：科学出版社，2020.3
　ISBN 978-7-03-064218-9

　Ⅰ. ①影… Ⅱ. ①许… ②李… ③谢… Ⅲ. ①核磁共振成像－诊断学－技术规范－手册 Ⅳ. ①R445-65

中国版本图书馆CIP数据核字（2020）第007874号

责任编辑：程晓红 /责任校对：樊雅琼
责任印制：吴兆东 /封面设计：吴朝洪

科 学 出 版 社 出版
北京东黄城根北街 16 号
邮政编码：100717
http://www.sciencep.com

涿州市般润文化传播有限公司印刷
科学出版社发行　各地新华书店经销
*
2020年3月第 一 版　开本：850×1168　1/32
2024年5月第六次印刷　印张：5 3/8
字数：115 584
定价：59.00 元
（如有印装质量问题，我社负责调换）

本书得到"广东省省级科技计划项目

（编号2015B010131011）"的支持：

基于医学图像大数据的肿瘤精确诊断系统

广东省放射医学诊断质量控制中心

编著者名单

主　编
　　　许乙凯（南方医科大学南方医院）
　　　李子平（中山大学附属第一医院）
　　　谢传淼（中山大学附属肿瘤医院）

副主编
　　　全显跃（南方医科大学珠江医院）
　　　王　劲（中山大学附属第三医院）
　　　高明勇（佛山市人民医院）
　　　陈　曌（南方医科大学南方医院）
　　　毛　俊（珠海市人民医院）
　　　刘　波（广东省中医院）

编委会委员（以姓氏笔画为序）
　　　王　劲（中山大学附属第三医院）
　　　毛　俊（珠海市人民医院）
　　　全显跃（南方医科大学珠江医院）
　　　刘　岘（广东省中医院）
　　　刘　波（广东省中医院）
　　　刘　源（汕头大学附属第一医院）
　　　江桂华（广东省第二人民医院）
　　　许乙凯（南方医科大学南方医院）
　　　严承功（南方医科大学南方医院）
　　　李晚君（广州市中医院）

李子平（中山大学附属第一医院）

李鹤虹（广州市妇女儿童医疗中心）

吴政光（广东省第二人民医院）

邹玉坚（东莞市人民医院）

沈　君（中山大学附属孙逸仙医院）

宋国军（南方医科大学附属第五医院）

张向群（南方医科大学中西医结合医院）

陈　翌（南方医科大学南方医院）

陈汉威（番禺区人民医院）

林　洁（南方医科大学南方医院）

周　全（南方医科大学附属第三医院）

周智洋（中山大学附属第六医院）

郑君惠（广东省人民医院）

孟志华（粤北人民医院）

胡秋根（顺德区人民医院）

高明勇（佛山市人民医院）

唐秉航（中山市人民医院）

梁　文（南方医科大学珠江医院）

谢传淼（中山大学附属肿瘤医院）

蓝博文（惠州市人民医院）

谭理连（广州医科大学附属第二医院）

魏新华（广州市第一人民医院）

编　者（以姓氏笔画为序）

王君玲　任道坤　刘　艳　刘　鑫　许　娟

严承功　杨蔓蔓　张菁菁　陈文迪　林　洁

罗朝亮　黎依文

前　言

随着影像诊断学科的快速发展，影像技术扫描规范越来越受到重视，我们在广东省卫健委医政处的指导下，结合广东省放射医学诊断质量控制中心多年的质控实践，参考2017年中华放射学会质量和安全管理专业委员会的技术规范和相关国内外最新临床指南，结合广东省各大高校和大医院的临床最新经验，编写了本套《影像检查技术规范手册》。本书为《影像检查技术规范手册：MRI分册》，按系统分章，在每一章中分别论述各成像部位的扫描技术规范，包括检查前准备、扫描范围、扫描技术和注意事项，配以定位的影像图片，重在说明每个扫描部位的基本技术规范。本书做成便于随身携带和查阅的工具书，旨在帮助基层影像技术人员规范扫描技术，推动不同医院之间影像检查扫描技术的同质化，为进一步实现影像诊断报告互认奠定坚实基础。

本书具有简单、实用和图文并茂的特色，可作为各级医院影像科医师的临床工具书，也可作为影像技术专业教学的补充教材或选修教材，以及医学生的继续教育读物。

由于编写时间较紧，不足之处在所难免，恳请前辈和同道们给予批评指正。

编者

2019年9月

目 录

第一章

MRI检查前准备

一、禁忌证

1. **心脏植入式电子设备** 包括心脏起搏器、可植入式心律转复除颤器（ICD）、植入式心血管监测仪（ICM）、植入式循环记录仪（ILR）等。目前临床上应用的绝大多数心脏植入式电子设备都不能与MRI兼容，除外起搏器为新型MRI兼容性产品的情况。2011年美国上市了经食品药品监督管理局认证的MR兼容型心脏起搏器（脉冲发生器）和导联及MR兼容型ILR；2015年MR兼容型ICD上市。不遵循产品说明随意使用设备可能会造成严重不良后果。潜在风险：①装有心脏起搏器和ICD的患者进行MRI检查时，设备内置程序可能发生意想不到的变化，如起搏器输出被抑制、不能起搏、瞬时异步起搏、快速心脏起搏、感应性心颤等；②起搏器或ICD系统附近组织（特别是靠近导联端处的心脏组织）被灼伤；③电池过早耗尽；④装置完全失灵。即使是MR适应的起搏器，扫描时也需要心内科医师陪伴。有临时经静脉的起搏器导线的患者即使取出脉冲发生器仍然不要贸然进行MRI检查。

2. **人工耳蜗** 是一种电子装置，由体外言语处理器将声音转换为一定编码形式的电信号，通过植入体内的电极系统直接兴奋听神经来恢复、提高及重建聋人的听觉功能。MRI扫描可能会使人工耳蜗磁极发生翻转，需要通过有创手术方法进行复位，建议充分评估MRI检查的风险-获益比后再行扫描。

3. 妊娠3个月内　目前尚缺乏充足证据阐明MRI检查对于早孕期（妊娠0～12周是胎儿各系统器官的重要形成时期）妇女的影响。基于伦理学的要求，国家并未批准进行早孕期MRI检查。谨慎的观点是早孕期妇女应该酌情避免进行MRI检查。

4. 眼内植入物　磁性眼内植入物有可能在强磁场中发生移位，这类患者不宜进行MRI检查。

5. 磁性金属药物灌注泵、神经刺激器、心室辅助装置等　由于含有大量的磁性金属，身体内置入该装置的患者不宜进行MRI检查。

二、植入物

有下列情况者，须在做好风险评估、成像效果预估的前提下，权衡利弊后慎重考虑是否行MRI检查。

1. 人工心脏瓣膜、冠状动脉与外周血管支架　人工心脏金属瓣膜和瓣膜成形环、血管金属支架、血管夹、螺旋圈、滤器、封堵物等弱磁性植入物，一般建议在相关术后6～8周（新生内膜对支架的固定）进行MRI检查是安全的。

2. 骨科植入物　骨关节固定时使用的钢钉钢板、骨螺丝、人工关节、金属弹片等大多呈非铁磁性或少量弱磁性，由于在术中已被牢固地固定在骨骼、韧带或肌腱上，通常不会移动。但植入物可能会产生图像伪影，影响周围组织的观察，也有发生热灼伤的风险。应视金属植入物距扫描区域（磁场中心）的距离，在确保人身安全的前提下慎重选择，且建议采用1.5T（含）以下场强设备。

3. **颅内动脉瘤夹**　动脉瘤夹常被用于颅内动脉瘤和动静脉畸形的治疗，且由不同磁敏感性的多种物质构成，形状各异。动脉瘤夹中铁磁物质含量达多少会导致MRI检查时发生危险，目前尚无定论。强铁磁性材料的动脉瘤夹禁止用于MRI检查；非铁磁性或弱铁磁性材料的动脉瘤夹可用于1.5T（含）以下的MRI检查。

4. **输液泵和留置导管**　输液泵通常植入于胸部皮下，由穿刺座和静脉导管系统组成，材料主要有合金、硅橡胶和塑料等，呈非铁磁性和弱磁性，因此，进行MRI检查是安全的。

5. **牙科植入物**　许多牙科植入物（如种植牙、固定的义齿和烤瓷牙等）含有金属和合金，有些甚至呈现铁磁性。由于种植牙已牢固地固定在牙槽骨上或黏合在相应的连接物上，具有很高的强度，通常在3.0T（含）以下场强的MRI设备中不会发生移动和变形，但在牙科植入物所在的部位可能会出现一些伪影。

6. **宫内节育器及乳腺植入物**　金属宫内节育器一般由铜制成。目前尚未发现宫内节育器在3.0 T（含）以下MRI检查中引起明显不良反应，但可能产生伪影，影响图像质量。乳腺整形手术和隆胸所用的植入物大多为非铁磁性物质，这些患者行MRI检查是安全的，但少数整形用的配件可能带有金属，应予以注意。

7. **外科和介入所用器材**　目前已有专门用于MRI引导下介入手术的各类非铁磁性穿刺针、活检针、导管、导丝及相应的监护设备。铁磁性的穿刺针在强磁场下可发生移位和误刺，带有铁磁性的设备可能发生抛射，具有很大的危险性。另外，在MRI引导下植入放射性粒子也需相应的非铁磁性器材，放射粒子的壳为钛合金材料，植入后行MRI检查是安全的。

三、高风险受检者

1. 可短时间内去除生命监护设备（磁性金属类、电子类）的危重患者。

2. 癫痫发作、神经刺激症、幽闭恐惧症患者。

3. 高热患者：射频脉冲对人体的生物效应主要表现为致热效应，当热量累积到一定强度就可能对人体组织造成灼伤。

4. 妊娠3个月及以上者。

5. 体内有金属或电子装置植入物者，建议参照产品说明书上的MRI安全提示。必须注意的是，了解植入物或植入设备的安全性十分重要，总体分为MR安全（MR safe）、条件性MR安全（conditionally MR safe）和MR不安全（unsafe），如果对支架及植入物有疑问，也可查询下列网站（http://www.mrsafty.com）。

四、MRI对比剂使用注意事项

1. 评估对比剂使用禁忌证及风险，受检者签署MRI增强对比剂使用风险及注意事项知情同意书，无行为能力或昏迷的受检者可由其监护人或了解病史、手术情况的主管医师代为填写。

2. 曾经发生过MRI对比剂不良反应的受检者，再次接受钆对比剂静脉注射时出现不良反应的风险很高，建议再次检查时换用其他种类的钆对比剂。不稳定性哮喘、过敏体质的患者也是发生钆对比剂过敏的高危人群。

3. 尽量避免大量、重复使用钆对比剂，尤其对于肾功能不全患者，以减少发生迟发型超敏反应及肾源性系统纤维化的可能。急性肾功能不全的患者、终末期肾功能不全且未进行规律透析的患者，禁止使用线性钆对比剂。对于要进行肝移植、近期完成肝移植术或有慢性肝病的患者，如存在任何程度的肾功能不全，发生肾源性系统性纤维化的风险也大大提高。

4. 妊娠患者和备孕患者应当谨慎使用钆对比剂，因为目前尚不清楚钆对比剂对胎儿的影响。如必须使用，应选择大环状对比剂，并使用足以获取诊断结果的最低剂量。哺乳期患者使用钆对比剂后，仅有非常少量的钆对比剂会通过乳汁排泄并被婴儿摄取。可以舍去注射对比剂后12～24小时的乳汁。24小时后可以正常进行母乳喂养。

5. 增强检查结束后，受检者需留观20～30分钟，无不良反应方可离开。病情许可时受检者应多饮水以利于对比剂排泄。需要反复多次进行MRI增强检查的患者，一般建议使用间隔为7天。

6. 钆对比剂使用可造成脑内、骨骼、皮肤中钆沉积，且与总剂量有关。相比于动力学稳定性高的大环类对比剂，线性钆对比剂更易出现脑内沉积。相比于热力学稳定常数高的离子型线性钆对比剂非离子型钆对比剂更容易在体内滞留。目前尚无证据表明钆沉积有任何的有害风险，欧洲药物管理局提出欧洲市场暂停线性钆对比剂静脉内常规应用的建议。对此问题，美国放射学院及美国食品药品监督管理局持开放态度，认为目前没有必要刻意停止使用线性钆对比剂。我国放射学界也高度关注钆沉积的问题，认为应合理、谨慎使用钆对比剂，并重视追踪观察。对于中重度肾功能不全的患者、儿童患者，推荐使用大环状钆对比剂进行增强MR检查。

五、受检者准备

1. 在MRI环境中，不推荐使用传统的金属探测器及基于同原理的安检门等。主要原因在于：①该类装置的敏感度不同且容易变化；②检测效果受操作人员使用手法的影响；③敏感度过低的装置不能检测出眼眶、脊柱或心脏中最大径为2～3mm的具有潜在危险的铁磁性金属碎片，而敏感度过高的装置会引起频繁的误警，干扰正常工作；④不能判别金属物体、植入物或体外异物是否为铁磁性。

2. 受检者检查前更衣，确认无铁磁性金属物品（如推车、病床、轮椅、手机、手表、钥匙、首饰、硬币、磁卡、"暖宝宝"等）被带入扫描室。尤需注意含金属颗粒的化妆品和大面积文身的受检者。

3. 婴幼儿、躁动等不合作患者检查前给予药物镇静及密切观察，于检查前半小时采用以下3种方式：①口服10%水合氯醛（0.5ml/kg或50mg/kg）；②肌内注射或静脉注射苯巴比妥钠注射液（鲁米那）（10mg/kg）、咪达唑仑注射液（力月西）等；③灌肠，如婴幼儿可自行睡着或配合检查，可不用药物镇静。

4. 对于行动不便的受检者，建议提供MR安全助步器、MR安全轮椅或通过MR安全担架搬运。输液架、血压计及监护仪等都应为"MR安全"或"有条件的安全"的装置。

5. 昏迷且无监护人的受检者，如条件允许，建议等待患者清醒后，先确认金属异物情况，再行MRI检查；不清醒者建议工作人员为其查体，有瘢痕或畸形的部位能从解剖学上提示此处曾做过手术，可拍摄X线片进一步确认植入物情况。

6. 非早孕期妇女如确有MRI检查需要，可在1.5T（含）以下的MRI设备上进行检查。

7. 带有胰岛素泵的患者在进入MRI检查室时应移除胰岛素泵，因为强磁场可能会破坏胰岛素泵的功能。

8. 对于有相对禁忌证及病情危重患者，须密切观察并做好MRI检查意外救治准备工作。

9. 小儿影像检查的镇静药物选择和镇静程序

（1）原则：消除紧张和避免过度体位变动。

（2）目标：保证患儿安全，控制其焦虑行为和运动，获得诊断满意的影像。

（3）评估：医师在镇静前必须评估患儿健康状况，特别是呼吸道状况和身体状态评估分级，内容应包括年龄，体重，健康史（包括药物史、疾病史等），心、肺功能，生命体征，体格检查等。

（4）对象：不能配合相关磁共振检查而需要行镇静处理的患儿。签署知情同意书，常规禁食。

（5）处方用药：①首选口服10%水合氯醛0.5ml/kg，一般患者10～30分钟后会入睡，如果40分钟依然不能入睡，可追加口服10%水合氯醛0.2～0.3ml/kg（只可追加1次），同时注意呼吸抑制。②首选药物镇静失败的补救措施（注意：以下程序需麻醉专科医师开具处方和监护）：追加口服后20分钟依然不能入睡者，可用右美托咪定1～2μg/kg滴鼻，婴儿酌减。一般滴鼻后5～10分钟可入睡，维持1～1.5小时。适用于高呼吸道风险患儿的镇静，但因为仍存在呼吸道风险，所以麻醉专科医师和专科护士对呼吸的监测必不可少。

以上方法依然不能入睡者，做好6小时以上禁食准备，请麻醉专科医师按深度镇静进行处理及监护。

六、操作者准备

1. 在解剖或功能敏感区（如大脑、心肌层或心外膜）植入或残留有金属导线的患者行MRI检查时风险很高，尤其是使用快速序列，如平面回波序列（可能用于扩散加权成像、功能成像、灌注加权成像，MR血管成像等）扫描时。在对高风险受检者成像时，应设置尽可能低的梯度磁场切换率和梯度场强等参数，并对扫描过程进行密切监控。

2. 在MRI扫描过程中，MRI孔中的导电材料会产生感应电压和感应电流。电阻损耗会导致该材料发热。因此，在成像时如需将导电材料（电线、植入物等）与受检者一起放入MRI孔内，摆位时须特别留意，避免形成大直径的导电回路。

3. 在MRI扫描过程中，要确保受检者组织没有与MRI内孔壁直接接触。

4. 如果成像区域覆盖了大面积或深色的文身（包括文眼线），为了减少热量累积，建议在MRI扫描过程中敷上冰袋降温。同时告知受检者，MRI扫描可能会使48小时之内的文身图案变得模糊。

5. 对所有使用钆对比剂的患者，都应做好应对急性不良反应的准备，准备好用于抗过敏性休克和心肺复苏的药物和设备（如氧气、肾上腺素、抗组胺药物、阿托品、地塞米松、β_2受体激动剂气雾器、生理盐水、抗惊厥药物、血压计、吸痰设备、简易呼吸机等）。

6. 临床过程中还需注意，对比剂注射部位可能出现对比剂外渗，个别患者可能引起皮下对比剂潴留，造成皮下组织肿胀、疼痛、麻木感，甚至溃烂、坏死等；极个别患者可能发生非感染性静脉炎。

七、MR检查间及设备清洁消毒方案

1. 检查间消毒方案

（1）消毒剂的选择：推荐使用高强度紫外线对设备检查间定期消毒。不建议用喷雾剂来消毒医疗设备室，这样可能会使消毒剂蒸汽渗入设备内部，引起短路或者腐蚀。

（2）消毒的进行

地面消毒：机房地面消毒用500mg/L含氯消毒液，每天至少2次，遇到污染随时消毒。

空气消毒：建议使用非磁性紫外线灯照射消毒等方式对扫描间的空气进行消毒；无人状态下持续使用紫外线照射消毒，每次60分钟，每日3次。

2. 设备消毒方案　消毒的部位包括控制台、机架、检查床和附件，重点为经常与患者接触部位。

设备可用250～500mg/L的含氯消毒液擦拭消毒，或者使用含醇的一次性消毒湿巾，清洁消毒一次完成，每天至少2次。遇污染随时消毒，有肉眼可见污染物时应先使用一次性吸水材料清除污染物，然后进行常规消毒。

（刘　鑫　李鹤虹）

第二章

头 颈 部

第一节 头 部

一、检查前准备

1. 要求患者摘除所有含金属物品（活动义齿、助听器、发夹、耳环、项链等）。

2. 确保患者无检查禁忌证。

二、扫描范围

1. 体位　头先进、仰卧位，左右对称，双手置于身体两侧。

2. 定位　"十"字定位灯横线对准眉间，"十"字定位灯纵线对准颅脑正中矢状面。

3. 横断位　矢状位定位像：平行于经前连合和后连合的连线或胼胝体膝部下缘和压部下缘连线或颅底；冠状位定位像：平行于双侧颞叶底部连线。扫描范围：从枕骨大孔至顶骨（图2-1）。扫描方向：从颅底到颅顶。

4. 矢状位　横断位定位像：大脑中线结构的连线；冠状位定位像：大脑纵裂的平行线。扫描范围：双侧颞骨之间的脑实质（图2-2）。扫描方向：从右侧到

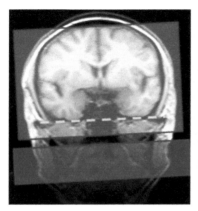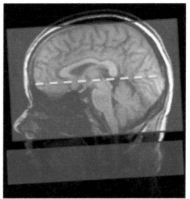

图2-1　头部横断位扫描基线及范围

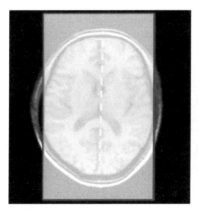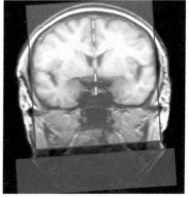

图2-2　头部矢状位扫描基线及范围

左侧。

5. **冠状位**　横断位定位像：大脑中线结构的垂直线；矢状位定位像：经前连合和后连合的连线或胼胝体膝部下缘和压部下缘连线的垂直线。扫描范围：从额骨至枕骨（图2-3）。扫描方向：从前到后。

6. **图像要求**　全脑两侧结构尽量对称显示；无明显运动伪影；覆盖全脑。

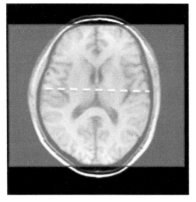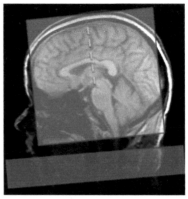

图2-3　头部冠状位扫描基线及范围

三、扫描技术

1. 平扫　横断位T_2WI、T_1WI（T_1 FLAIR或T_1WI SE序列）、T_2 FLAIR；矢状位T_1WI或T_2WI；功能MR成像。

2. 增强　横断位、冠状位、矢状位T_1WI SE序列。对比剂使用：静脉注射钆对比剂，采用常规流率注射常规剂量（0.10mmol/kg）或遵药品使用说明书。

3. 参数要求　层厚4～6mm，层间距0.5～1mm。

四、注意事项

1. 对于躁动等检查中不能合作的患者，可以通过快速扫描序列等办法缩短扫描时间。必要时在临床医师指导下给予适量镇静剂，注意严密观察。

2. 颅脑扫描必须佩戴耳塞，同时使用海绵垫等对双侧颞部和耳部固定以防止患者运动及降低扫描噪声。

3. 对于血管性病变，AVM（脑动静脉畸形）多使用3D-TOF MRA序列，静脉及静脉窦造影则多使用2D-TOF MRA序列，必要时可行对比增强CE-MRA检查。

4. 对于脑小血管疾病、弥漫性轴索损伤等怀疑出血的患者，应增加扫描磁敏感加权序列。

5. 对于癫痫患者，应增加扫描斜冠状位薄层 T_2WI FLAIR 以重点观察海马，扫描基线垂直于海马前后长轴线（图2-4），层厚3～5mm，必要时增加MRS。

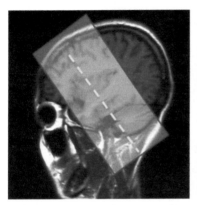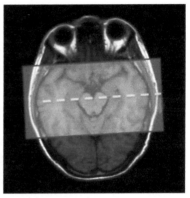

图2-4 海马扫描范围及基线

6. 对于急性期脑梗死的患者，CT平扫后，可以选择MRI扫描，时间控制在15分钟内，重点是显示梗死核心区、责任血管和缺血半暗带；基本顺序是DWI、3D-TOF MRA序列，ASL或DSC成像，有条件应增加扫描 T_2WI FLAIR（具体参考《中国急性缺血性脑卒中诊治指南2018》）。

第二节 鞍 区

一、检查前准备

鞍区的检查前准备同颅脑磁共振扫描技术，须观察垂体微腺瘤的增强扫描患者应提前打上留置针。

二、扫描范围

1. 体位　头先进、仰卧位。

2. 定位　"十"字定位灯横线对准眉间或鼻根，"十"字定位灯纵线对准颅脑正中矢状面。

3. 横断位　矢状位定位像：平行于经前连合和后连合的连线或胼胝体膝部下缘和压部下缘连线或颅底；冠状位定位像：平行于双侧颞叶底部连线。扫描范围：从枕骨大孔至顶骨（图2-5）。扫描方向：颅底到颅顶。

4. 矢状位　横断位定位像：平行于大脑中线；冠状位定位像：平行于大脑矢状裂。扫描范围：从一侧海绵窦到另一侧海绵窦（图2-6）。扫描方向：从右到左。

5. 冠状位　横断位定位像：大脑中线结构的垂直线；矢状位定位像：垂直于鞍底或平行于垂体柄。扫描范围：蝶鞍前缘到蝶鞍后缘（图2-7）。扫描方向：从前到后。

6. 图像要求　清晰显示蝶鞍、垂体、垂体柄、视交叉、下丘脑、海绵窦、颈内动脉、大脑前动脉主干等结

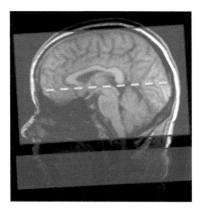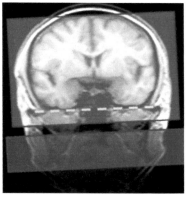

图2-5　鞍区横断位扫描基线及范围

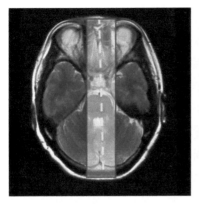
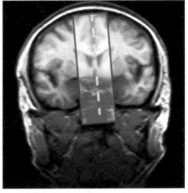

图2-6 鞍区矢状位扫描基线及范围

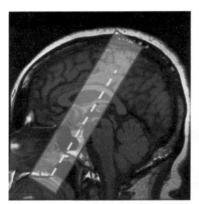
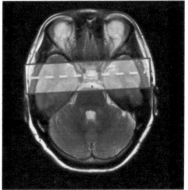

图2-7 鞍区冠状位扫描基线及范围

构，矢状面及冠状面最大化显示垂体柄长度；无明显运动伪影，磁敏感伪影不影响鞍区影像诊断。

三、扫描技术

以矢状面及冠状面为主，横断位为辅。

1. 平扫 矢状面T_1WI、T_2WI序列；冠状面T_1WI、T_2WI。

2. 增强

（1）非垂体微腺瘤的鞍区病变：可行常规增强扫描，

选用冠状面、矢状面 fs-T_1WI 序列，辅以轴面扫描。

（2）垂体微腺瘤：行冠状面动态增强扫描（OCor Dyn T_1＋C），不加脂肪抑制，时间分辨率10～30秒/期或更短（根据设备性能条件设置，应保证图像分辨率满足诊断需要），时相＞6期，总扫描时间＞2分钟。动态增强扫描后行矢状面及冠状面常规增强扫描，加或不加脂肪抑制均可。对比剂使用：静脉注射钆对比剂，非垂体微腺瘤病变采用常规流率注射常规剂量（0.10 mmol/kg）或遵药品使用说明书；垂体微腺瘤以 2～3 ml/s 流率注射半剂量（0.05mmol/kg）。

3. 参数要求　层厚2.0～3.0mm，层间隔≤层厚×10%，FOV（180～200）mm×（180～200）mm，矩阵≥256×224。

四、注意事项

1. 鞍区扫描的基本原则为薄层、小FOV、高分辨率扫描。

2. 临床对怀疑内分泌异常、垂体问题或直径≤1mm的垂体微腺瘤患者应进行动态增强扫描，以观察病灶的动态增强曲线从而帮助诊断。

第三节　脑　神　经

一、三叉神经扫描技术

（一）检查前准备

三叉神经的检查前准备同颅脑磁共振扫描技术。

（二）扫描范围

常规扫描方位有横断位和冠状位。

1. 体位　头先进，仰卧位。

2. 定位　"十"字定位灯横线对准双眉中心连线，"十"字定位灯纵线对准颅脑正中矢状面。

3. 横断位　矢状位定位像：平行于三叉神经（在眼外直肌平面，查看小脑上1/3处，可见三叉神经）或平行于视神经的走行。冠状位定位像：平行于双侧颞叶底部连线，使两侧三叉神经对称，中心置于左右三叉神经中心。扫描范围：三叉神经结构及病变（图2-8）。扫描方向：从颅底到颅顶。

4. 冠状位　矢状位定位像：垂直于三叉神经。横断位定位像：垂直于三叉神经。扫描范围：脑桥及病变范围（图2-9）。扫描方向：从前到后。

5. 图像要求　清晰显示脑干、延髓三叉神经、细小血管等结构；无明显运动伪影，磁敏感伪影及血管搏动

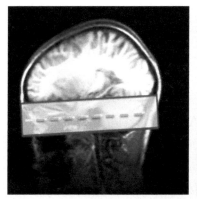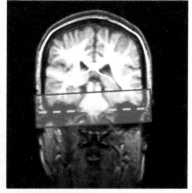

图2-8　三叉神经横断位扫描基线及范围

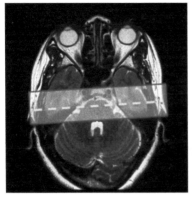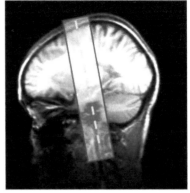

图2-9　三叉神经冠状位扫描基线及范围

伪影。

（三）扫描技术

1. 平扫　以横断面为主，扫描T$_2$WI、T$_1$WI、3D扫描如3D-FIESTA、3D TOF MRA；冠状面脂肪抑制T$_2$WI。

2. 增强　横断面、冠状面脂肪抑制T$_1$WI。静脉注射钆对比剂，常规剂量（0.10mmol/kg）或遵药品使用说明书。

3. 参数要求　层厚≤3.00mm，层间隔≤0.5mm，FOV（180～200）mm×（180～200）mm。

（四）注意事项

1. 3D扫描如3D-FIESTA，提高空间分辨率的同时可以进行MPR重建，有利于提高神经的显示率和多方位观察。

2. T$_2$WI FLAIR去除液体高信号对神经病变的影响，有利于显示神经炎及微小神经鞘膜瘤等。

二、面听神经扫描技术

（一）检查前准备

面听神经的检查前准备同颅脑磁共振扫描技术。

（二）扫描范围

常规扫描方位有横断位和冠状位。

1. 体位 头先进，仰卧位。

2. 定位 "十"字定位灯横线对准双眉中心连线，"十"字定位灯纵线对准颅脑正中矢状面。

3. 横断位 矢状位定位像：平行于经前连合和后连合的连线或胼胝体膝部下缘和压部下缘连线或颅底。冠状位定位像：平行于左右面听神经内听道段的连线。扫描范围：从枕骨大孔到小脑幕（图2-10）。扫描方向：从颅底到颅顶。

4. 冠状位 矢状位定位像：平行于脑干。横断位定位像：平行于左右面听神经内听道段的连线。扫描范围：蝶窦和左右乳突结构（图2-11）。扫描方向：从前到后。

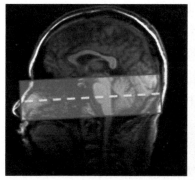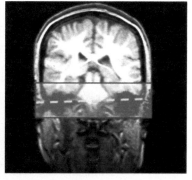

图2-10 面听神经横断位扫描基线及范围

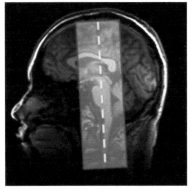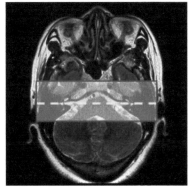

图2-11 面听神经冠状位扫描基线及范围

5. 图像要求 脑干、延髓、面听神经、细小血管等结构清晰显示；无明显运动伪影，磁敏感伪影及血管搏动伪影不影响影像诊断；需要观察颅内脑神经与血管关系的患者，需提供三维 T_1WI、三维 T_2WI 水成像，三维 TOF 序列的后处理［多平面重组（multi-plane reformation，MPR）、曲面重组］图像，多角度显示神经与血管的关系；后处理图像应清晰显示靶神经与血管的毗邻关系。

（三）扫描技术

面听神经扫描技术同三叉神经扫描。

图像后处理技术：扫描结束后，分别进行内听道三维重建（水成像效果）和薄层听神经、面神经薄层重建。经过后处理可以切掉周围的组织，将内耳结构放大以显示半规管及膜迷路的结构。

（四）注意事项

1. 3D扫描如3D-FIESTA，提高空间分辨率的同时可以进行MRPR重建，有利于提高神经的显示率和多方位观察。

2. T$_2$WI FLAIR 去除液体高信号对神经病变的影响，有利于显示神经炎及微小神经鞘膜瘤等。

第四节　眼　　部

一、检查前准备

眼部的检查前准备同颅脑磁共振扫描技术，告知患者根据情况选择闭眼后自主控制眼球，尽量减少转动或睁眼凝视扫描框架上壁固定目标。

二、扫描范围

1. 体位　头先进，仰卧位。

2. 定位　"十"字定位灯横线对准鼻根部，"十"字定位灯纵线对准颅脑正中矢状面。

3. 横断位　矢状位定位像：平行于框内段视神经长轴。冠状位定位像：平行于两侧视神经的连线。扫描范围：全眼眶上、下壁和病变（图2-12）。扫描方向：从颅

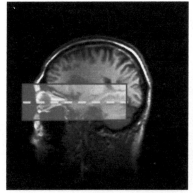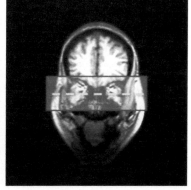

图2-12　眼部横断位扫描基线及范围

底到颅顶。

4. 冠状位　横断位定位像：平行于大脑中线结构的垂直线；矢状位定位像：垂直于视神经眶内段。扫描范围：眼睑前缘至蝶鞍后床突（图2-13）。扫描方向：从前到后。

5. 斜矢状位　横断位定位像：平行于受检侧眶内段视神经长轴；冠状位定位像：平行于大脑矢状裂。扫描范围：眼眶内外侧壁（图2-14）。扫描方向：从右到左。

6. 图像要求　清晰显示两侧眼眶、视神经、眼球、

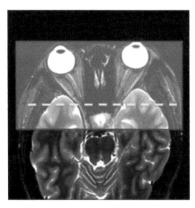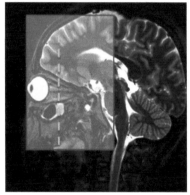

图2-13　眼部冠状位扫描基线及范围

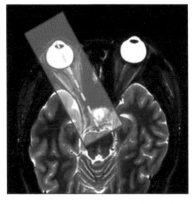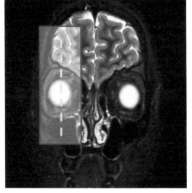

图2-14　头部斜矢状位扫描基线及范围

眼外肌、眶周结构等；无明显运动伪影，磁敏感伪影及血管搏动伪影不影响眼眶观察和诊断。

三、扫描技术

1. 平扫 以横断面为主，扫描T_2WI、脂肪抑制T_2WI、T_1WI序列。如T_1WI序列肿块内见高信号影，增加横断面脂肪抑制T_1WI序列；冠状面脂肪抑制T_2WI序列；可适当增加扫描斜矢状面序列脂肪抑制T_2WI序列。

2. 增强 横断面、冠状面、斜矢状面T_1WI序列。对比剂使用：静脉注射钆对比剂，常规剂量（0.10mmol/kg）或遵药品使用说明书。

3. 参数要求 层厚≤3.00mm，层间隔≤0.5mm，FOV（180～200）mm×（180～200）mm。

四、注意事项

1. 扫描前训练患者尽量控制眼球运动，眼球控制好坏直接影响眼眶图像质量。

2. 眼部扫描以薄层、高分辨率扫描为原则。

3. 眼眶常规扫描通常加脂肪抑制技术，用以抑制眶内脂肪高信号，更好地显示眶内病变。但是观察眼肌病变时需要脂肪的衬托，此时不加脂肪抑制技术。

（王君玲）

第五节 鼻、鼻窦、鼻咽部

一、检查前准备

1. 要求患者摘除所有含金属物品（活动义齿、助听器、发夹、耳环、项链等）。

2. 确保患者无检查禁忌证。

3. 嘱咐患者检查过程头部不晃动，不做吞咽运动。

二、鼻窦扫描范围

1. 体位　头先进、仰卧位，双手置于身体两侧。

2. 定位　线圈中心及定位中心对准硬腭水平。

3. 横断位　矢状位定位像：平行颅前窝底；冠状位定位像：双侧颞叶底部连线。扫描范围：从软腭至额窦顶端（图2-15）。扫描方向：由下往上。

4. 矢状位　冠状位定位像：大脑纵裂的平行线；横断位定位像：鼻中隔的平行线。扫描范围：右侧上颌窦最右端至左侧上颌窦最左端（图2-16）。扫描方向：从右到左。

5. 冠状位　矢状位定位像：颅前窝底的垂直线；横断位定位像：鼻中隔的垂直线。扫描范围：蝶窦最后端至鼻尖（图2-17）。扫描方向：从后到前。

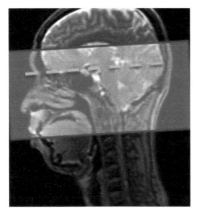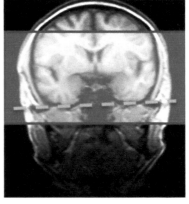

图2-15　鼻窦横断位扫描基线及范围

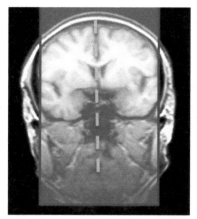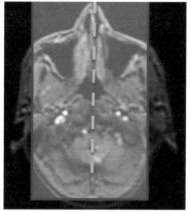

图2-16 鼻窦矢状位扫描基线及范围

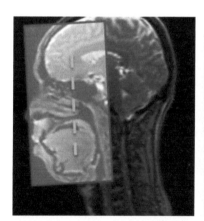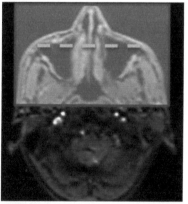

图2-17 鼻窦冠状位扫描基线及范围

6. 图像要求 两侧鼻结构对称显示；无明显运动伪影；脂肪抑制均匀。

三、鼻咽扫描范围

1. 体位 头先进、仰卧位，双手置于身体两侧。

2. 定位 线圈中心及定位中心对准硬腭水平。

3. 横断位 矢状位定位像：平行颅前窝底；冠状位定位像：双侧颞叶底部连线。扫描范围：垂体至软腭下缘（图2-18）。扫描方向：由上往下。

4. 矢状位 冠状位定位像：大脑纵裂的平行线；横断位定位像：鼻中隔平行线。扫描范围：右侧颞颌关节至左侧颞颌关节（图2-19）。扫描方向：从右到左。

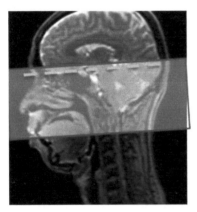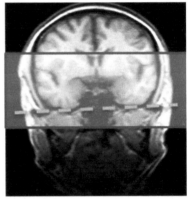

图2-18 鼻咽横断位扫描基线及范围

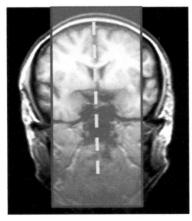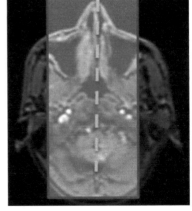

图2-19 鼻咽矢状位扫描基线及范围

5. 冠状位 矢状位定位像：颅前窝底的垂直线；横断位定位像：两侧颞颌关节连线的垂直线。扫描范围：枕骨大孔中部至鼻中隔中部（图2-20）。扫描方向：从后到前。

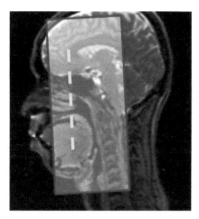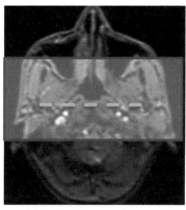

图2-20 鼻咽冠状位扫描基线及范围

四、扫描技术

1. 平扫 横断位 T_1WI 及 T_2WI、冠状位 T_2WI、矢状位 T_1WI。

2. 增强 横断位、冠状位及矢状位 T_1WI，其中一个断面行脂肪抑制成像。

五、注意事项

1. 怀疑肿瘤性病变需进一步明确病变性质时行DWI和动态增强扫描。技术参考2017年《中华放射学杂志》的《鼻部CT和MRI检查及诊断专家共识》。

2. 怀疑脑脊液鼻漏时增加扫描冠状位薄层水成像（技术参考2017年《中华放射学杂志》的《鼻部CT和MRI检查及诊断专家共识》）。

第六节　颞骨、内耳

一、检查前准备

1. 要求患者摘除所有含金属物品（活动义齿、助听器、发夹、耳环、项链等）。
2. 确保患者无检查禁忌证。
3. 嘱患者检查过程中头部不晃动。

二、扫描范围

1. 体位　头先进、仰卧位，双手置于身体两侧。
2. 定位　双外耳道连线对准"十"字定位灯横线，颅脑正中矢状线对准"十"字定位灯纵线。
3. 横断位　矢状位定位像：平行前连合后缘中点至后连合前缘中点的连线（AC-PC连线）；冠状位定位像：双侧面听神经连线。扫描范围：外耳道下端至颞叶（图2-21）。扫描方向：由下往上。

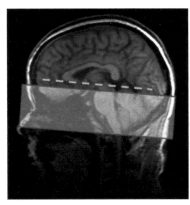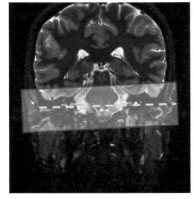

图2-21　颞骨、内耳横断位扫描基线及范围

4. 斜矢状位 冠状位定位像：双侧面听神经干长轴的垂直线；横断位定位像：双侧面听神经干长轴的垂直线。扫描范围：颞岩骨外侧缘至面听神经干延髓端（图2-22）。扫描方向：从右到左。

5. 冠状位 矢状位定位像：延髓平行线；横断位定位像：双侧面听神经连线。扫描范围：面听神经干延髓端至颞岩骨外侧缘（图2-23）。扫描方向：从后到前。

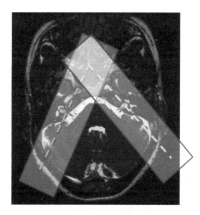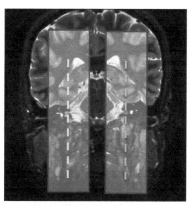

图2-22 颞骨、内耳斜矢状位扫描基线及范围

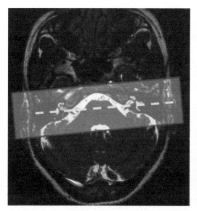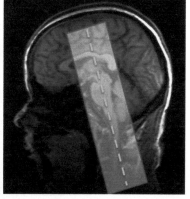

图2-23 颞骨、内耳冠状位扫描基线及范围

6. 图像要求　两侧对称显示乳突、面听神经、耳蜗、听小骨等结构；无明显运动伪影；脂肪抑制均匀。

三、扫描技术

1. 平扫　横断位 T_2WI、T_1WI、三维 T_2WI 水成像、三维平衡式稳态自由进动水成像序列，冠状位 T_2WI。

2. 增强　横断位、矢状位及冠状位 fs-T_1WI、三维 fs-T_1WI。

四、注意事项

怀疑内耳畸形、内听道异常或神经血管压迫时行水成像，内耳畸形采用MIP重组，内听道神经异常行多平面重组（垂直于内听道神经走行方向）（技术参考2017年《中华放射学杂志》的《耳部CT和MRI检查及诊断专家共识》）。

第七节　颞颌关节

一、检查前准备

1. 要求患者摘除所有含金属物品（活动义齿、助听器、发夹、耳环、项链等）。
2. 确保患者无检查禁忌证。
3. 嘱患者检查过程中头部不晃动。

二、扫描范围

1. 体位　头先进、仰卧位，双手置于身体两侧。
2. 定位　双外耳道连线对准"十"字定位灯横线，

颅脑正中矢状线对准"十"字定位灯纵线。

3. **横断位**　矢状位定位像：颞颌关节关节窝的平行线；冠状位定位像：双侧颞颌关节面连线。扫描范围：双侧颞叶至下颌骨中部（图2-24）。扫描方向：由上往下。

4. **斜矢状位**　横断位定位像：下颌髁突长轴垂直线；冠状位定位像：下颌髁突平行线。扫描范围：颞骨外侧缘至颈内动脉外缘（图2-25）。扫描方向：从右到左。

5. **冠状位**　横断位定位像：下颌髁突长轴平行线；矢状位定位像：下颌髁突平行线。扫描范围：下颌髁突后缘至颞颌关节窝前缘（图2-26）。扫描方向：从后到前。

6. **张口位**　将辅助器放于患者口中，再进行一遍斜

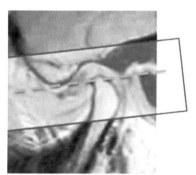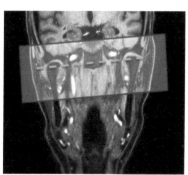

图2-24　颞颌关节横断位扫描基线及范围

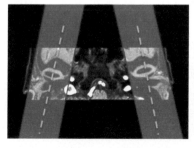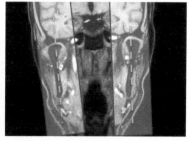

图2-25　颞颌关节斜矢状位扫描基线及范围

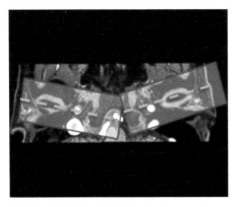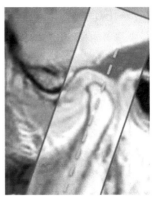

图2-26　颞颌关节冠状位扫描基线及范围

矢状位及斜冠状位的扫描。

7. 图像要求　两侧颞颌关节结构对称显示；无明显运动伪影；脂肪抑制均匀。

三、扫描技术

1. 平扫　横断位T_2WI，斜矢状位PD、T_2WI、T_1WI，斜冠状位fs-T_1WI。

2. 增强　横断位、斜矢状位、斜冠状位fs-T_1WI。

四、注意事项

为明确关节盘位置异常可增加颞颌关节动态MRI扫描。

第八节　颌面口腔

一、检查前准备

1. 要求患者摘除所有含金属的物品（活动义齿、助

听器、发夹、耳环、项链等）。

2. 确保患者无检查禁忌证。

3. 嘱患者检查过程中头部不晃动，不做吞咽运动。

二、扫描范围

1. 体位　头先进、仰卧位，双手置于身体两侧。

2. 定位　线圈中心及定位中心对准硬腭水平。

3. 横断位　矢状位定位像：平行于硬腭；冠状位定位像：双侧颞叶底部连线。扫描范围：舌骨水平至额窦（图2-27）。扫描方向：由下往上。

4. 矢状位　冠状位定位像：硬腭的垂直线；横断位定位像：鼻中隔。扫描范围：从右侧耳根部至左侧耳根部（图2-28）。扫描方向：从右到左。

5. 冠状位　矢状位定位像：硬腭的垂直线；横断位定位像：鼻中隔的垂直线。扫描范围：颞颌关节最后端至鼻尖（图2-29）。扫描方向：从后到前。

6. 图像要求　两侧颌面部结构对称显示；无明显运

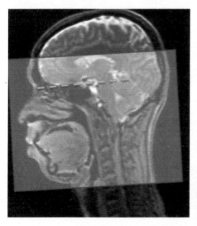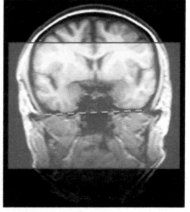

图2-27　颌面口腔横断位扫描基线及范围

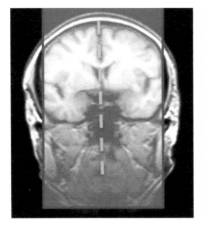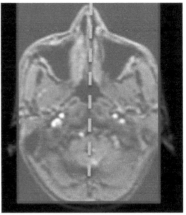

图2-28 颌面口腔矢状位扫描基线及范围

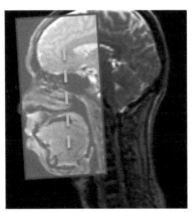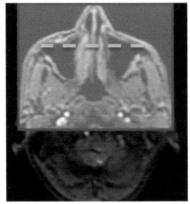

图2-29 颌面口腔冠状位扫描基线及范围

动伪影；脂肪抑制均匀。

三、扫描技术

1. 平扫 横断位T$_2$WI、T$_1$WI、脂肪抑制T$_2$WI，冠状位和矢状位T$_2$WI或T$_1$WI。

2. 增强 横断位、冠状位、矢状位脂肪抑制T$_1$WI。

四、注意事项

怀疑肿瘤性或炎症性病变需进一步明确病变性质时行DWI和动态增强扫描。

第九节 喉部及甲状腺

一、检查前准备

1. 要求患者摘除所有含金属的物品（活动义齿、助听器、发夹、耳环、项链等）。

2. 确保患者无检查禁忌证。

3. 嘱患者检查过程中头部不晃动，不做吞咽运动。

二、扫描范围

1. 体位 头先进、仰卧位，双手置于身体两侧。

2. 定位 定位中心及线圈中心对准喉结。

3. 横断位 冠状位定位像：喉咽腔长轴垂直线；矢状位定位像：喉咽腔长轴垂直线。扫描范围：第3颈椎

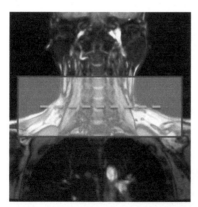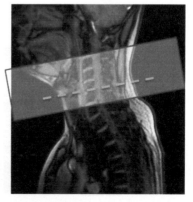

图2-30 喉部横断位扫描基线及范围

至第6颈椎（图2-30），第5颈椎至第1胸椎（图2-31）。
扫描方向：由上往下。

4. 矢状位　横断位定位像：喉咽腔长轴平行线；冠状位定位像：喉咽腔长轴平行线。扫描范围：右侧颈内动脉至左侧颈内动脉（图2-32）。扫描方向：从右到左。

5. 冠状位　横断位定位像：喉咽腔长轴平行线；矢状位定位像：喉咽腔长轴平行线。扫描范围：喉结至颈椎椎体（图2-33）。扫描方向：从前到后。

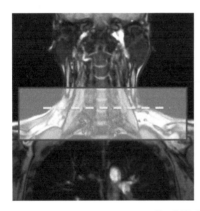
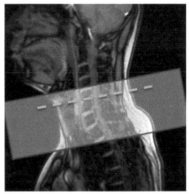

图2-31　甲状腺横断位扫描基线及范围

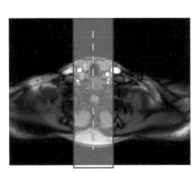
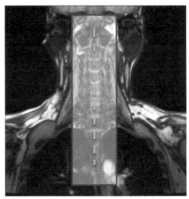

图2-32　喉部矢状位扫描基线及范围

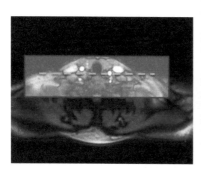
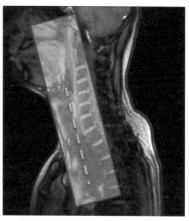

图2-33 喉部冠状位扫描基线及范围

6. 图像要求 两侧喉部或甲状腺结构对称显示；无明显运动伪影；脂肪抑制均匀。

三、扫描技术

1. 平扫 横断位T_2WI、T_1WI、脂肪抑制T_2WI，冠状位和矢状位T_2WI或T_1WI；层厚≤3.0mm，层间隔≤层厚×10%。

2. 增强 横断位、冠状位、矢状位脂肪抑制T_1WI。

四、注意事项

怀疑肿瘤性病变需进一步明确病变性质时行DWI和动态增强扫描。

第十节 颈部软组织

一、检查前准备

1. 要求患者摘除所有含金属的物品（活动义齿、助

听器、发夹、耳环、项链、活动药膏等）。

2. 确保患者无检查禁忌证。

3. 嘱患者检查过程中头部不晃动，不做吞咽运动。

二、扫描范围

1. 体位　头先进、仰卧位，双手置于身体两侧。

2. 定位　定位中心及线圈中心对准喉结。

3. 横断位　冠状位定位像：喉咽腔长轴垂直线；矢状位定位像：喉咽腔长轴垂直线。扫描范围：硬腭至第1胸椎（图2-34）。扫描方向：由上往下。

4. 矢状位　横断位定位像：平行于喉咽腔正中矢状线；冠状位定位像：平行于喉咽腔正中矢状线。扫描范围：喉部两侧软组织外缘（图2-35）。扫描方向：从右到左。

5. 冠状位　横断位定位像：喉咽腔长轴平行线；矢状位定位像：喉咽腔长轴平行线。扫描范围：覆盖喉结至乳突后（图2-36）。扫描方向：从前到后。

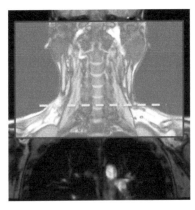
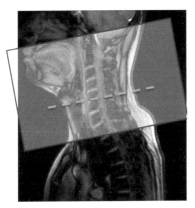

图2-34　颈部横断位扫描基线及范围

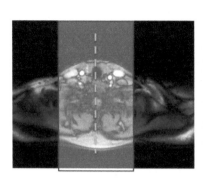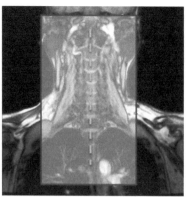

图2-35 颈部矢状位扫描基线及范围

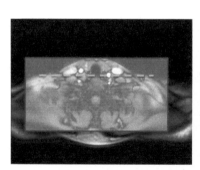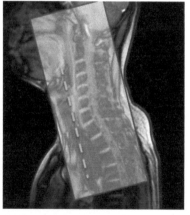

图2-36 颈部冠状位扫描基线及范围

6. 图像要求 两侧颈部软组织结构对称显示；无明显运动伪影；脂肪抑制均匀。

三、扫描技术

1. 平扫 横断位T_2WI、T_1WI、脂肪抑制T_2WI，冠状位和矢状位T_2WI或T_1WI。

2. 增强　横断位、冠状位、矢状位脂肪抑制 T_1WI。

四、注意事项

怀疑肿瘤性或非肿瘤性病变需进一步明确病变性质时行 DWI 和动态增强扫描。

（黎依文）

第三章

胸　部

第一节　胸　壁

一、检查前准备

1. 要求患者摘除所有含金属的物品（活动义齿、助听器、发夹、耳环、项链等）。

2. 确保患者无检查禁忌证。

3. 指导患者做呼吸训练，根据呼吸指令进行规律呼吸或屏气。

4. 女性患者应脱去内衣，更换宽大的检查服。

二、扫描范围

1. 体位　头先进、仰卧位，双手置于身体两侧，放置呼吸门控于下胸部。

2. 定位　采集中心对准胸骨中点，线圈上缘与喉结平齐。

3. 横断位　矢状位定位像：平行于人体水平面；冠状位定位像：平行于人体水平面。扫描范围：从胸廓入口至膈肌（图3-1）。

4. 矢状位　横断位定位像：平行于正中矢状线；冠

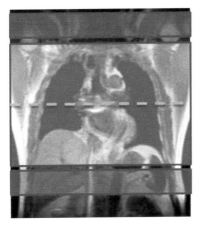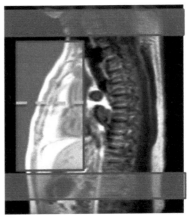

图3-1　胸壁横断位扫描基线及范围

状位定位像：平行于正中矢状线。扫描范围：全胸廓前后缘（图3-2）。

5. 冠状位　横断位定位像：平行于人体冠状面；矢状位定位像：平行于人体冠状面。扫描范围：胸廓左右缘（图3-3）。

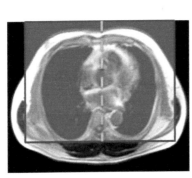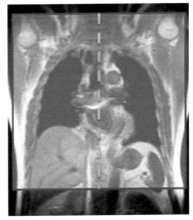

图3-2　胸壁矢状位扫描基线及范围

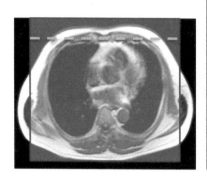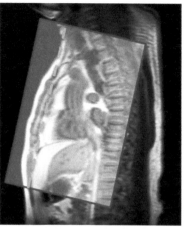

图3-3 胸廓冠状位扫描基线及范围

6. 图像要求 胸壁两侧结构尽量对称显示；无明显运动伪影。

三、扫描技术

1. 平扫 横断位T_2WI（呼吸触发；压脂、不压脂）、T_1WI（屏气）；矢状位T_2WI（呼吸触发；压脂）；横断位DWI（屏气）。

2. 增强 冠矢位、横断位T_1WI（屏气；压脂）。

四、注意事项

1. 当检查胸骨、肋骨等特殊部位时，可根据需要以平行于胸骨或肋骨长轴方向作为扫描基线，增加扫描斜冠状位或斜矢状位。

2. 怀疑感染性病变或肿瘤时，可采用3D动态增强扫描评价病变的强化情况。

3. DWI的b值通常选择$600s/mm^2$或$800s/mm^2$，b值

过高容易引起图像变形。

第二节　纵　　隔

一、检查前准备

1. 要求患者摘除所有含金属的物品（活动义齿、助听器、发夹、耳环、项链等）。

2. 确保患者无检查禁忌证。

3. 指导患者做呼吸训练，根据呼吸指令进行规律呼吸或屏气。

4. 女性患者应脱去内衣，更换宽大的检查服。

二、扫描范围

1. 体位　头先进、仰卧位，双手置于身体两侧，放置呼吸门控于下胸部。

2. 定位　采集中心对准胸骨中点，线圈上缘与喉结平齐。

3. 横断位　矢状位定位像：平行于人体水平面；冠状位定位像：平行于人体水平面。扫描范围：整个纵隔（图3-4）。

4. 矢状位　横断位定位像：平行于正中矢状线；冠状位定位像：平行于正中矢状线。扫描范围：整个纵隔（图3-5）。

5. 冠状位　横断位定位像：平行于人体冠状面；矢状位定位像：平行于人体冠状面。扫描范围：整个纵隔（图3-6）。

6. 图像要求　无明显运动伪影；覆盖全纵隔病变。

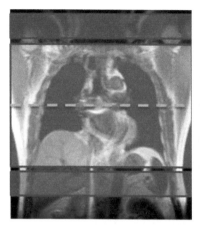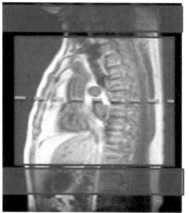

图3-4 纵隔横断位扫描基线及范围

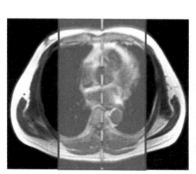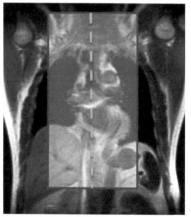

图3-5 纵隔矢状位扫描基线及范围

三、扫描技术

1. 平扫 横断位T₂WI（呼吸触发；压脂、不压脂）、T₁WI（屏气）；矢状位、冠状位T₂WI（呼吸触发；压脂）；

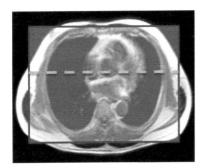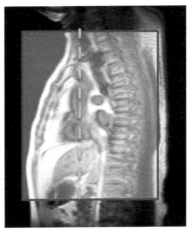

图3-6　纵隔冠状位扫描基线及范围

横断位DWI（屏气）。

2. 增强　冠矢位、横断位T_1WI（屏气；压脂）。

四、注意事项

1. 纵隔内心脏和大血管的搏动伪影会影响纵隔病变观察，建议使用心电门控，特别是高场3.0T扫描。

2. 对于屏气较差的患者，可使用呼吸门控触发技术。

3. DWI的b值通常选择$600s/mm^2$或$800s/mm^2$，b值过高容易引起图像变形。

4. 增强后T_1WI加脂肪抑制技术配合多方位成像序列更有助于区分肿瘤的良恶性。

5. 冠状位和矢状位扫描容易观察肿块与甲状腺下极和峡部相连的情况；食管病变以矢状位为主；冠状位和矢状位有助于显示上腔静脉受累的范围和程度。

第三节 肺

一、检查前准备

1. 要求患者摘除所有含金属的物品（活动义齿、助听器、发夹、耳环、项链等）。

2. 确保患者无检查禁忌证。

3. 指导患者做呼吸训练，根据呼吸指令进行规律呼吸或屏气。

4. 女性患者应脱去内衣，更换宽大的检查服。

二、扫描范围

1. 体位 头先进、仰卧位，双手置于身体两侧，放置呼吸门控于下胸部。

2. 定位 采集中心对准胸骨中点，线圈上缘与喉结平齐。

3. 横断位 矢状位定位像：平行于人体水平面；冠状位定位像：平行于人体水平面。扫描范围：整个胸部，即肺尖至膈肌（图3-7）。

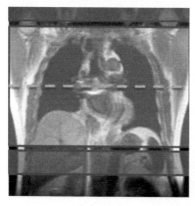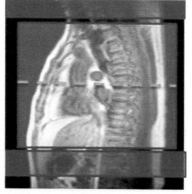

图3-7 肺横断位扫描基线及范围

4. 矢状位　横断位定位像：平行于正中矢状线；冠状位定位像：平行于正中矢状线。扫描范围：包全双侧肺（图3-8）。

5. 冠状位　横断位定位像：平行于人体冠状面；矢状位定位像：平行于人体冠状面。扫描范围：包全双侧肺（图3-9）。

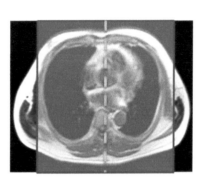
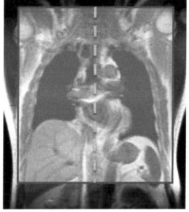

图3-8　肺矢状位扫描基线及范围

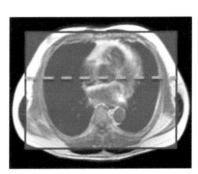
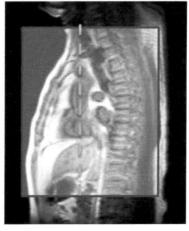

图3-9　肺冠状位扫描基线及范围

6. 图像要求　双肺结构尽量对称显示；无明显运动伪影。

三、扫描技术

1. 平扫　横断位 T_2WI（呼吸触发；压脂、不压脂）、T_1WI（屏气）；矢状位、冠状位 T_2WI（呼吸触发；压脂）；横断位 DWI（屏气）。

2. 增强　冠矢位、横断位 T_1WI（屏气；压脂）。

四、注意事项

1. 对于屏气较差的患者，可使用呼吸门控触发技术。

2. 肺内占位性病变患者可做动态增强序列以判断病变性质。

3. DWI 的 b 值通常选择 $600s/mm^2$ 或 $800s/mm^2$，b 值过高容易引起图像变形。

第四节　乳腺常规扫描

一、检查前准备

1. 扫描前上卫生间。

2. 向患者解释检查过程及可能出现的情况，告知患者检查可能持续的时间，嘱其做好身体和心理准备。

3. 指导患者做呼吸训练，要求检查过程中保持均匀呼吸，尽可能减小呼吸幅度。

4. 要求患者摘除所有含金属的物品（活动义齿、发夹、耳环、项链、助听器等）。

5. 确保患者无检查禁忌证（金属植入物等）。

6. 患者应脱去内衣，更换宽大的检查服。

7. 提供隔音耳塞。

二、扫描范围

1. 体位

（1）俯卧位，患者双手平行前伸。

（2）双侧乳腺自然悬垂于线圈孔洞内，让双乳充分舒展，胸壁尽可能贴近线圈。

（3）摆位时须保证全部乳腺组织位于线圈内，皮肤与乳腺无褶皱，双侧乳腺对称，乳头与地面垂直，胸骨中线位于线圈中线上。

（4）确保患者处于检查体位时各部位舒适，嘱受检者检查过程中保持不动。

2. 定位　对准支架孔（线圈及乳腺）中心。

3. 横断位　矢状位定位像：垂直于胸壁；冠状位定位像：平行于两乳头连线。扫描范围：全乳及双侧腋窝（图3-10）。

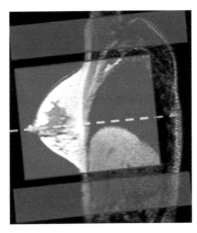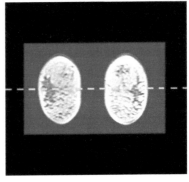

图3-10　乳腺横断位扫描基线及范围

4. 矢状位　横断位定位像：垂直于胸壁，与乳腺基底连线平行；冠状位定位像：垂直于两乳头连线。扫描范围：双侧乳腺（图3-11）。

5. 冠状位　横断位定位像：平行于胸壁或两乳头连线；矢状位定位像：平行于胸壁或两乳头连线。扫描范围：全乳及双侧腋窝（图3-12）。

6. 图像要求　双侧乳腺结构尽量对称显示，乳腺位

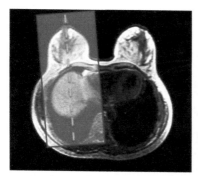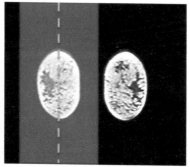

图3-11　乳腺矢状位扫描基线及范围

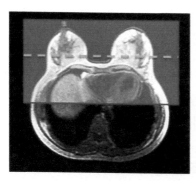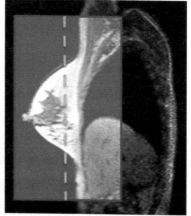

图3-12　乳腺冠状位扫描基线及范围

于中心区域，乳头呈切线位；无明显运动伪影；覆盖乳腺及腋窝。

三、扫描技术

（一）磁场和线圈

乳腺MRI必须采用专门的乳腺相控阵线圈。推荐采用高场强（1.5T及以上）MRI机并行采集技术，可以实现双乳同时成像。

（二）扫描序列和参数

1. 平扫　横断位或矢状位T_2WI（压脂、不压脂）、横断位T_1WI（不压脂）；DWI。层厚≤3mm。

2. 增强　除了只进行假体植入的评价外，乳腺MRI检查（包括假体，但需评价乳腺是否有病变时）均需要进行增强扫描。采用高空间分辨率快速抑脂T_1WI动态序列；对比剂注射速度2～3ml/s经肘静脉注射，注射剂量为0.1～0.2mmol Gd/kg，注射完对比剂后以相同速率注入15～20ml生理盐水冲管。

3. 图像后处理

（1）ADC值：在专用的工作站使用后处理软件测量病灶的ADC值。具体方法：在DWI图像上，手动寻找病灶最大层面，取病灶信号均匀处作为ROI，测量病灶的ADC值，ROI应≥3个像素，操作时应选多个ROI测定，以ADC值较低者作为判断标准。

（2）信号强化率及时间-信号强度曲线（time-signal intensity curve，TIC）：选择强化约3分钟的信号强化率作为早期强化率。在动态增强图上，手动寻找病灶最大层面，选择病灶强化最显著的区域为ROI绘制曲线。ROI应小于病灶强化范围，并避开出血、坏死区。图像可行伪彩色编码，根据强化程度产生伪彩图像。

（3）图像减影和三维重组：3D梯度回波T_1WI序列可进行增强前后减影处理，动态增强扫描3D梯度回波T_1WI可进行MPR、MIP多期增强血管重组。

四、注意事项

1. 检查前应详细询问临床病史 基本临床信息应包括症状、体征、家族史、高危因素、乳腺活组织检查或手术史，以及是否已取得组织学诊断及MRI检查目的等。

2. 注明是否绝经及月经周期、有无激素替代治疗或抗激素治疗史、有无胸部放疗史。

3. 询问患者有无前片及其他相关检查（包括乳腺X线摄影和乳腺超声检查）。

4. 乳腺MRI最佳检查时间推荐安排在月经周期的第7～10天。

5. DWI的b值通常选择低b值（$b=0$）和高b值（$b \geqslant 500s/mm^2$）。

6. 动态增强扫描至少应包括6期，每期40～60秒，注药前扫描1期蒙片。在增强后的前5分钟内，至少连续采集3次，并注意保持扫描参数的一致性，动态增强扫描层厚1～1.5mm。增强延迟扫描时长推荐7分钟，不低于5分钟。

7. 动态增强扫描相位编码方向应设置为左右，避免心脏搏动伪影对乳腺观察产生影响。

第五节　乳腺植入物检查

一、检查前准备

1. 要求患者摘除所有含金属的物品（活动义齿、助听器、发夹、耳环、项链等）。

2. 确保患者无检查禁忌证。

3. 患者更换宽大检查服。

二、扫描范围

1. 体位

（1）俯卧位，患者双手平行前伸。

（2）双侧乳腺自然悬垂于线圈孔洞内，让双乳充分舒展，胸壁尽可能贴近线圈。

（3）摆位时须保证全部乳腺组织位于线圈内，皮肤与乳腺无褶皱，双侧乳腺对称，乳头与地面垂直，胸骨中线位于线圈中线上。

（4）确保患者处于检查体位时各部位舒适，嘱受检者检查过程中保持同样姿势。

2. 定位　对准支架孔（线圈及乳腺）中心。

3. 横断位　矢状位定位像：垂直于胸壁；冠状位定位像：平行于两乳头连线。扫描范围：全乳及双侧腋窝（图3-13）。

4. 矢状位　横断位定位像：垂直于胸壁，与乳腺基底连线平行；冠状位定位像：垂直于两乳头连线。扫描范围：双侧乳腺（图3-14）。

5. 冠状位　横断位定位像：平行于胸壁或两乳头连

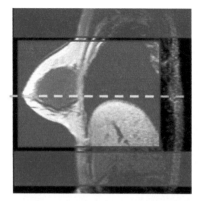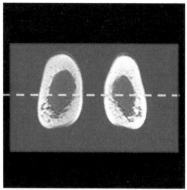

图3-13　乳腺横断位扫描基线及范围

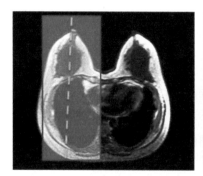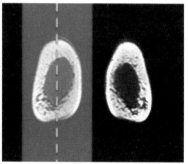

图3-14　乳腺矢状位扫描基线及范围

线；矢状位定位像：平行于胸壁或两乳头连线。扫描范围：全乳及双侧腋窝（图3-15）。

6. 图像要求　双侧乳腺结构尽量对称显示；无明显运动伪影；覆盖乳腺及腋窝；假体清晰可见。

三、扫描技术

平扫　横断位 T_2WI（压脂、不压脂）、T_1WI（不压脂）；矢状位 T_2WI（压脂）、反转恢复序列（硅胶假体

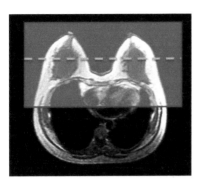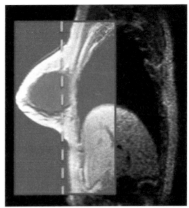

图3-15 乳腺冠状位扫描基线及范围

评价可选)。

四、注意事项

1. 乳房植入物MRI检查的主要目的是观察假体被膜是完整还是破裂。

2. 对于单纯评价植入物的完整性，一般平扫即可。

3. 脂肪抑制 T_2WI 是评估植入物的主要序列。

4. 选择性乳腺硅胶假体成像采用反转恢复序列，分别采用脂肪抑制（TI = 120毫秒）和硅树脂抑制（TI = 400毫秒）序列做对比，并使用无脂肪抑制序列对照显示假体和隔膜。

5. 对于乳腺癌术后乳房重建的患者，为了明确对侧乳腺及淋巴结的情况，需采用3D增强 T_1WI 扫描。

（严承功）

第四章

心脏及大血管

第一节　心　　脏

一、检查前准备

1. 核对申请单，确认受检者信息、检查部位、目的和方案。

2. 确定有无磁共振检查禁忌证。

3. 检查前排便、排尿。

4. 受检者检查前更衣，确认无铁磁性金属物品（如推车、病床、轮椅、手机、手表、钥匙、首饰、硬币等）被带入检查室。

5. 向患者解释检查过程、注意事项及呼吸配合，对受检者进行呼吸训练，推荐使用呼气末屏气方法。

6. 做好增强前扫描准备工作。

7. 推荐使用无磁电极片，应用耦合剂清理皮肤表面，并按照厂商建议位置贴放心电电极，有助于获得更好的心电信号。

二、扫描范围

1. 体位　头先进或足先进、仰卧位，双手置于身体两侧。胸前贴心电电极，连接心电门控，调整心电信号至R波清晰可见；正确放置呼吸门控；心前区覆盖心脏专用线圈或体部相控阵线圈。

2. 定位 定位中心对准线圈中心及两侧锁骨中线第5肋间水平连线。

3. 平扫 用交互扫描的方式进行定位线的定位。

（1）二腔心位：四腔心平面通过心尖和二尖瓣中点连线，短轴位通过左心室中份（图4-1）。

（2）四腔心位：二腔心平面通过心尖和二尖瓣中点连线，短轴位通过左右心室中份，垂直于室间隔，穿过右心室外侧角（图4-2）。

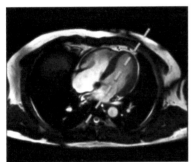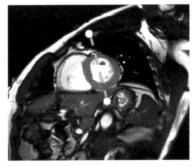

图4-1 二腔心扫描基线

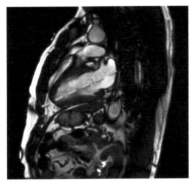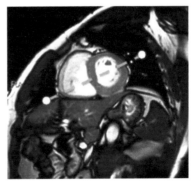

图4-2 四腔心扫描基线

（3）心脏短轴位：四腔心平面定位线垂直于室间隔，两腔心平面定位线平行于二尖瓣开口（图4-3）。

（4）左心室流入流出道：短轴位平面找到主动脉基底部及左心房平面，定位线穿过主动脉根部及左心房中份，四腔心平面定位线穿过心尖（图4-4）。

（5）右心室流出道：层面经过右心室及肺动脉干（左右肺动脉分叉）（图4-5）。

（6）其他：胸部轴位（图4-6）、胸部冠状位（图4-7）、主动脉弓面、主动脉瓣面、肺动脉瓣面。

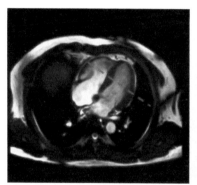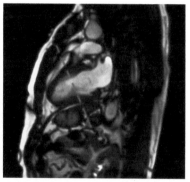

图4-3　短轴位扫描基线

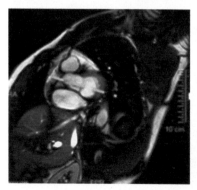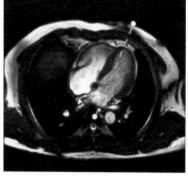

图4-4　左心室流入流出道扫描基线

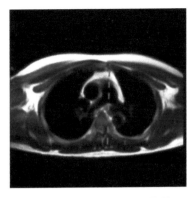

图4-5　右心室流出道扫描基线

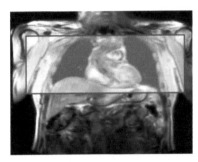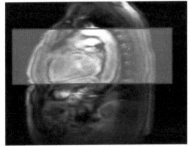

图4-6　胸部轴位扫描范围

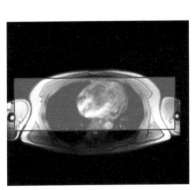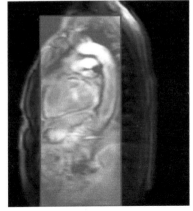

图4-7　胸部冠状位扫描范围

4．增强

（1）心肌灌注：有3层短轴平面与1层四腔心平面定位两组定位线，第一组3层平行于二尖瓣、三尖瓣开口，第二组同四腔心定位（图4-8）。

（2）心肌延迟强化：需包含短轴位及四腔心位。

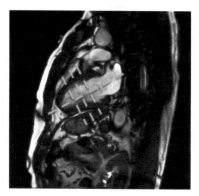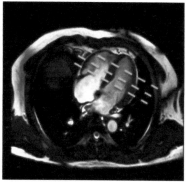

图4-8　心肌灌注扫描基线

三、扫描技术

1．平扫　心电触发双反转T_2WI黑血及三反转fs-T_2WI黑血序列，亮血序列（平衡式稳态自由进动梯度回波电影序列）。

2．首过心肌灌注　反转恢复（inversion recovery，IR）-回波平面成像脉冲序列T_1WI。

3．心肌延迟强化（LGE）　相位敏感反转恢复序列或IR-梯度回波脉冲序列T_1WI。

4．图像要求

（1）平扫：无严重呼吸运动伪影、心脏血管搏动伪影及磁敏感伪影，清晰显示心肌、心腔、瓣膜、心包、血管壁、血管腔等结构。

（2）功能电影成像：可显示心脏的全心功能和心肌局部功能。

（3）心肌灌注成像：短轴面成像方位角度标准，无呼吸运动和心脏搏动伪影。

（4）心肌延迟强化成像：以短轴面、四腔心面为主，成像方位角度标准，正常心肌信号显示准确（低信号），无明显呼吸运动及心脏血管搏动伪影。

四、注意事项

1. 负荷心肌灌注成像：在需要判断有无心肌缺血时须加做负荷心肌灌注成像，在临床医师指导及严密观察下进行。

2. T_2成像：可用来评价诸如地中海贫血等疾病的心脏铁沉积，扫描序列为单次屏气的梯度回波序列。

3. 磁共振血流测定：一般采用磁共振相位对比流速编码电影成像法，可对心肌病左心室流出道的流速进行估计，并根据流速计算出峰值压差。

4. 对于心率过快或心律不齐患者，可通过药物控制心率或采用特殊序列完成扫描。

5. 早期强化：怀疑心肌炎患者，需加扫早期（3分钟）增强，从而计算出早期钆对比剂增强比率，即增强前后的T_1加权图像上测量心肌信号强度改变与骨骼肌信号强度改变的比率。

第二节　胸腹部大血管对比增强MRA

一、检查前准备

1. 核对申请单，确认受检者信息、检查部位、目的和方案。

2. 要求患者摘除所有含金属物品（活动义齿、助听器、发夹、耳环、项链等）。

3. 确定患者有无检查禁忌证。

4. 检查前排便排尿。

5. 受检者检查前更衣，确认无铁磁性的金属物品（如推车、病床、轮椅、手机、手表、钥匙、首饰、硬币等）被带入检查室。

6. 向患者解释检查过程、注意事项及呼吸配合：指导患者均匀呼吸及呼气末屏气。

7. 做好增强前扫描准备工作。

二、扫描范围

1. 体位　头先进或足先进、仰卧位。

2. 定位　对准颈胸段及该段线圈中心。

3. 冠状位　扫描范围：心脏前缘及降主动脉后缘（图4-9）。

4. 图像要求

（1）心脏及各段血管靶时相准确，动脉像无静脉像污染。

（2）背景组织信号抑制良好，血管对比剂浓度饱满。

（3）提供各段、各期血管MIP重组多角度旋转三维

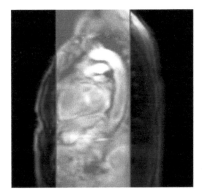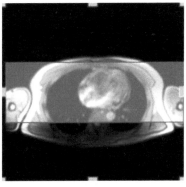

图4-9 胸部大血管冠状位扫描范围

成像，设备条件具备的应提供无缝拼接的全身血管整体像。

（4）根据病变情况，提供病变区域血管局部原始图像或MPR重组像。

（5）伪影不影响诊断。

三、扫描技术

1. 平扫 横轴位：呼吸触发脂肪抑制FSE序列、T_1WI。

2. 增强 冠状位：三维扰相梯度回波序列、手动触发技术（团注实验法或透视触发）。

四、注意事项

1. 对于胸腹部的大血管，可以施加脂肪抑制脉冲提高血管的对比度。

2. 在怀疑锁骨下动脉盗血综合征或者需要动态显示血管充盈状况时选用时间分辨率增强的MRA。

（许 娟）

第三节　上肢血管

一、检查前准备

1. 要求患者摘除所有含金属的物品（活动义齿、助听器、发夹、耳环、项链等）。

2. 确保患者无检查禁忌证。

二、扫描范围

1. 体位　仰卧位，头先进。

2. 定位　使定位灯投射在上臂中间。一般行冠状面扫描，三维块厚度刚好覆盖靶肢体血管及其分支的前、后区域。

3. 图像要求

（1）显示肢体末端血管。

（2）血管靶时相准确，动脉像无静脉像污染。

（3）背景组织信号抑制良好，血管对比剂浓度饱满。

（4）提供各段、各期血管后处理MIP重组三维像，并多角度旋转，设备条件具备的应提供无缝拼接的血管整体像。

（5）伪影不影响诊断。

三、扫描技术

一般行冠状面扫描，采用三维扰相梯度回波序列行三维动态增强MRA检查。

第四节　下肢血管

一、检查前准备

1. 将膝垫放置在大腿下部稍高一点的位置（不要放在膝盖下面，以免压迫腘动脉，显示为假阳性狭窄），使双膝均稍高于膝盖窝。

2. 在跟腱下放置衬垫（衬垫不要放在跟骨下，以避免压迫），适当垫高小腿使之与大腿血管处于同一水平面。

3. 双脚向外分开，可使大隐静脉向前移动更多，能减少对该静脉的压迫，以免阻塞脚部和小腿的静脉回流。

4. 将绝缘材料（如泡沫）放在患者双腿之间和两腿外侧，以避免双腿皮肤间的接触。

5. 将患者手臂放在头部以上，以避免折叠伪影。

二、扫描范围

1. 体位　仰卧位，足先进。嘱患者上臂交叉置于胸口。

2. 定位　使定位灯投射在小腿中间。一般行冠状面扫描，扫描基线平行于股骨长轴，三维块厚度刚好覆盖靶肢体血管及其分支的前、后区域。扫描范围包括双侧髂动脉起始部至足背动脉（图4-10）。

3. 图像要求

（1）显示肢体末端血管。

（2）血管靶时相准确，动脉像无静脉像污染。

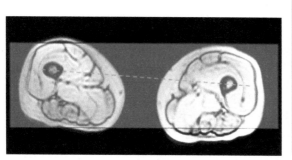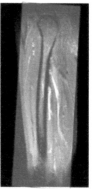

图4-10 下肢血管扫描基线及范围

（3）背景组织信号抑制良好，血管对比剂浓度饱满。

（4）提供各段、各期血管后处理MIP重组三维像，并多角度旋转，设备条件具备的应提供无缝拼接的血管整体像。

（5）伪影不影响诊断。

三、扫描技术

2D-TOF MRA和3D增强MRA。因下肢较长，常采用相控阵体部线圈和多段采集，利用拼接技术把解剖结构相连部位连接在一起。

第五节 头部动脉及静脉

一、检查前准备

头部动脉及静脉的检查前准备同颅脑常规MRI检查。

二、扫描范围

1. 体位　头先进、仰卧位，双手置于身体两侧。

2. 定位　双眉中心对准"十"字定位灯横线，颅脑正中矢状线对准"十"字定位灯纵线。

3. 方位

（1）3D-TOF MRA 及 3D-PC MRA：可选择横断面成像，以 Willis 环为中心；扫描范围：枕骨大孔至顶骨或包含靶血管区域（图4-11）。扫描基线：与多数颅内动脉走行成角，从而产生流入增强效应。

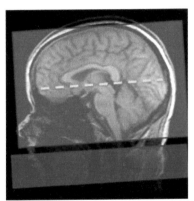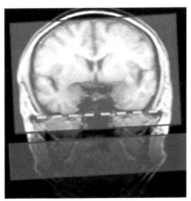

图4-11　头部MRA扫描范围及基线

（2）2D-TOF MRV：可选择斜矢状面成像；扫描基线：在横断位上与颅脑正中矢状面成10°～20°角。扫描范围：包含两侧乙状窦外缘（图4-12）。

4. 图像要求　动脉成像显示颅内大脑前、中、后动脉血管及 Willis 环血管；静脉成像显示矢状窦及其引流静脉、乙状窦、横窦、直窦等静脉血管；三维最大强度

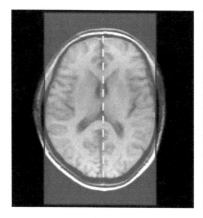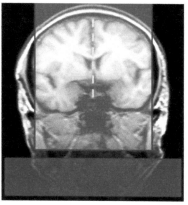

图4-12　头部MRV扫描范围及基线

投影MIP血管图清晰。

三、扫描技术

1. 动脉　3D-TOF MRA和3D-PC MRA。

2. 静脉　2D-TOF MRV。

四、注意事项

1. 3D-TOF MRA成像中，三维块3～4个重叠20%～30%衔接扫描；预饱和带设置在扫描区域上方（颅顶）；选用流动补偿、磁化传递、脂肪抑制和层面内插技术。

2. 3D-PC MRA成像中，流速编码值比目标血管最大流速高出20%（一般为5～70cm/s）；选用流动补偿、脂肪抑制技术并行采集技术及层面内插技术。

3. 2D-TOF MRV成像中，预饱和带设置在扫描区域下方（颌颈部）；选用流动补偿、磁化传递、脂肪抑制技术。

第六节　颈部动脉及静脉

一、检查前准备

颈部动脉及静脉的检查前准备同颈部常规MRI检查。

二、扫描范围

1. 体位　头先进、仰卧位，双手置于身体两侧。

2. 定位　"十"字定位灯横线对准两侧下颌角连线水平，定位灯纵线对准颈部正中矢状面。

3. 方位

（1）3D-PC MRA：可选择冠状面成像，扫描范围从基底动脉至主动脉弓。获取颈部动脉及静脉像。

（2）3D-TOF MRA：可选择横断面成像。扫描基线：垂直颈部血管。扫描范围：从基底动脉至主动脉弓。获取颈部动脉像。

（3）2D-TOF MRV：可选择横断面成像。扫描基线：垂直颈部血管。扫描范围：从基底动脉至主动脉弓。获取颈部静脉像。

（4）3D对比增强MRA：可选择冠状面成像。扫描基线：垂直颈部血管。扫描范围：从基底动脉至主动脉弓（图4-13）。获取颈部动脉及静脉像。

4. 图像要求　提供MIP重组三维血管像；PC法序列分别显示相应颈部动脉像或静脉像；3D对比增强MRA分别显示动脉像和静脉像，动脉像尽量减少静脉像的污染；血管边缘清晰锐利，无运动模糊，无明显背景软组

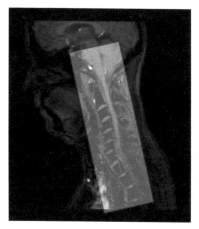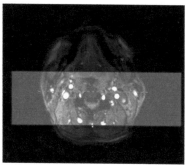

图4-13 3D CE颈部血管扫描基线及范围

织影，无其他伪影影响诊断。

三、扫描技术

1. 动脉 3D-TOF MRA，3D-PC MRA，3D对比增强MRA。

2. 静脉 2D-TOF MRV，3D-PC MRV，3D对比增强MRA。

四、注意事项

1. 3D-TOF MRA成像中，三维块3～4个重叠20%～30%衔接扫描；预饱和带设置在扫描区域上方（颅顶）；选用流动补偿、磁化传递、脂肪抑制和层面内插技术。

2. 3D-PC MRA成像中，流速编码值比目标血管最大流速高出20%（一般为5～70cm/s）；选用流动补偿、脂肪抑制技术并行采集技术及层面内插技术。

3. 2D-TOF MRV成像中，预饱和带设置在扫描区域下方（颌颈部）；选用流动补偿、磁化传递、脂肪抑制技术。

（陈　娶）

第五章

腹部、盆腔

第一节　肝、胆道系统及脾

一、检查前准备

1. 肝检查同时胆道系统检查者应空腹，禁食、禁水6小时以上。

2. 增强扫描患者应建立静脉通道。

3. 进行屏气训练。

二、扫描范围

1. **体位**　头先进或足先进、仰卧位，两臂上举过头，若上举困难则双手置身体两侧。

2. **定位**　将呼吸门控放置在患者呼吸运动幅度最大处并适当调整腹带松紧。十字定位灯对准剑突。

3. **冠状位**　横断位定位像：平行人体冠状面，以肝为中心。扫描范围：覆盖肝、胆、脾（图5-1）。

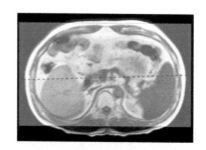

图5-1　肝、脾冠状位扫描基线及范围

扫描方向：从前到后。

4. 横断位　冠状位定位像：选择肝显示的最大层面，平行水平面。扫描范围：膈肌至肝和脾的下缘（图5-2）。扫描方向：从头侧到足侧。

5. MRCP　斜冠状位：横断位上平行胆管；扫描范围：覆盖胆囊、胆管及胰管（图5-3）。

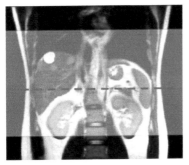

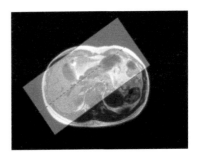

图5-2　肝、脾横断位扫描基线及范围

图5-3　MRCP扫描基线及范围

6. 图像要求

（1）完整显示靶器官及病变区域。

（2）患者屏气配合良好，呼吸运动伪影、血管搏动伪影及并行采集伪影不影响影像诊断。

（3）至少显示动脉期、门静脉期及平衡期影像。

（4）单次激发二维MRCP序列多角度扫描、多次激发三维MRCP序列提供MIP重组多角度旋转的三维胰胆管成像。

三、扫描技术

1. 平扫　冠状位T_2W-BH；横断位T_2WI、T_2W-

SPAIR、DWI 及 mDIXON-BH（GE 上是 IDEAL-BH）；MRCP 用 T_2WI 2D-FSE 和 3D-FSE。

2. 增强

（1）扫描序列：横断位 T_1WI 三期以上动态扫描、冠状位 mDIXON-BH。

（2）注射参数：静脉内团注对比剂，流速为 2～3ml/s，钆对比剂 0.1～0.2mmol/kg 和等量生理盐水。

四、注意事项

1. MRCP　不宜单独进行，应结合肝、胆、胰、脾的平扫和（或）三维动态增强扫描技术。婴幼儿呼吸频率过快及幅度过小时可不使用呼吸触发。

2. 肝胆特异性 MRI 对比剂如钆塞酸二钠（Gd-EOB-DTPA）的应用（参考"肝胆特异性 MRI 对比剂钆塞酸二钠临床应用专家共识"）。

（1）推荐适用人群：①超声、CT 或常规对比剂 MRI 表现不典型的肝细胞肝癌（HCC）的患者及肝硬化相关结节的鉴别诊断；②典型 HCC 患者根治性治疗术前评估；③HCC 局部治疗后评估；④肝转移瘤患者治疗方案制订；⑤非肝硬化相关局灶性良性病变的鉴别诊断；⑥胆道系统术后并发症的评估。

（2）推荐检查流程（图5-4）：①正反相位梯度回波序列 T_1WI；②MRCP；③平扫脂肪抑制三维梯度回波 T_1WI；④注射 Gd-EOB-DTPA ＋生理盐水 20～30ml，注射流率为 1ml/s；⑤脂肪抑制三维梯度回波 T_1WI 动脉期（最好采用自动检测法）、门静脉期（延迟 60～80 秒）和移行期（延迟 3 分钟）扫描；⑥呼吸触发快速自旋回波脂肪移植 T_2WI；⑦DWI；⑧SWI（选择性应用）；

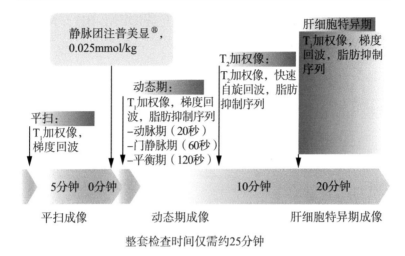

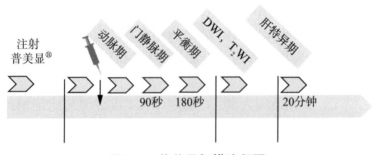

图5-4　普美显扫描流程图

⑨肝胆特异期横断位、冠状位脂肪抑制三维梯度回波T_1WI。

（3）肝常见病变Gd-EOB增强扫描表现：如图5-5所示。

（4）关于肝癌诊断的几点说明

①肝癌诊断的依据：动脉期高强化（arterial phase hyperenhancement，APHE）及延迟期廓清是诊断肝癌的依据（图5-6）。以下3种生长方式均提示肝癌可能（图5-7）。

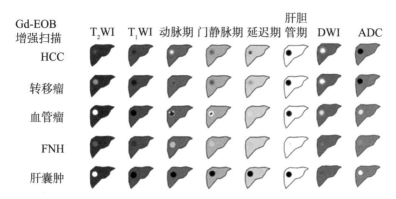

Gd-EOB 增强扫描	T₂WI	T₁WI	动脉期	门静脉期	延迟期	肝胆 管期	DWI	ADC
HCC								
转移瘤								
血管瘤								
FNH								
肝囊肿								

图5-5 肝常见病变Gd-EOB增强扫描表现

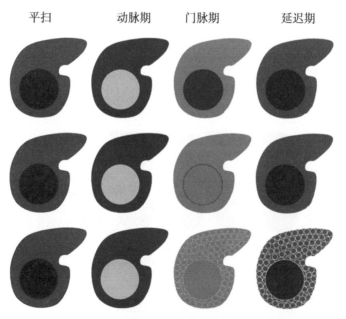

平扫	动脉期	门脉期	延迟期

图5-6 肝癌的诊断标准

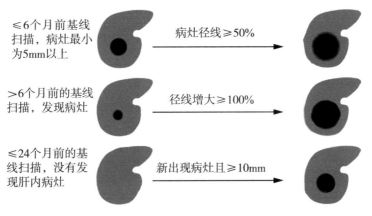

图5-7 符合肝癌生长阈值的3种情况

②关于肿瘤包膜的定义（图5-8）：门脉期及延迟期有环形强化者为包膜（capsule）；仅动脉期出现环形强化，但门脉期及延迟期未见强化者为非包膜。

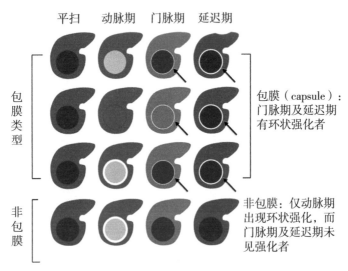

图5-8 肿瘤包膜的定义

（杨蔓蔓）

第二节　胰　腺

一、检查前准备

1. 检查前1周内未服用过钡剂等阳性对比剂。

2. 胰腺检查患者应空腹，禁食、禁水4小时以上。

3. 检查前需告知患者进行屏气配合。

二、扫描范围

1. 体位　仰卧位，头先进或足先进，双臂上举，若有困难者则将其放置身体两侧，身体位于检查床正中间。

2. 定位　将呼吸门控放置在患者呼吸运动幅度最大处，并适当调整腹带松紧。将"十"字定位灯对准剑突。

3. 横断位　冠状位定位像：平行于水平面，扫描范围包括整个胰腺及胰周组织，扫描方向：从头侧到足侧（图5-9）。

4. 冠状位　横断位定位像：平行于人体冠状位，以胰腺为中心，扫描范围包括整个胰腺及胰周组织，扫描方向：从前到后（图5-10）。

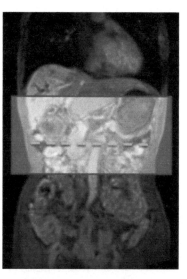

图5-9　胰腺横断位扫描基线及范围

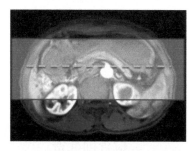

图5-10　胰腺冠状位扫描基线及范围

5. 图像要求　包括整个胰腺及胰周组织；无明显运动伪影。

三、扫描技术

1. 平扫　横断位呼吸触发快速自旋回波T_2WI压脂、快速梯度回波T_1WI（须屏气，必要时增加扫描同反相位序列）、呼吸触发DWI；冠状位快速自旋回波T_2WI（须屏气，屏气不配合者可改为呼吸触发）。扫描层厚≤5mm，层间隔≤1mm。

2. 增强　对比剂用量0.1 ~ 0.2mmol/kg，流速2 ~ 3ml/s，动脉期延迟15 ~ 22秒开始扫描，静脉期65 ~ 70秒开始扫描，延迟期2.5分钟开始扫描。横断位T_1WI压脂序列（3D序列进行三期或多期扫描，须屏气）；冠状位T_1WI压脂序列（3D序列，须屏气）。

四、注意事项

1. 对于呼吸不能配合者，可让其捏鼻配合或请家属捂口鼻配合。

2. 屏气扫描每次屏气时间尽量控制在15秒以内。

3. 动态增强序列的动脉期时间因人而异，三期时间按照实际需求进行修改。

第三节　小　　肠

一、检查前准备

1. 检查前1周内未服用过钡剂等阳性对比剂。

2. 要求患者在检查前6～8小时禁食。

3. 扫描前1小时，分次口服2.5%等渗甘露醇溶液，共1600～2000ml，扫描前10～15分钟肌内注射低张药物（山莨菪碱20mg）。

4. 有造瘘口的患者在口服甘露醇前应堵塞造瘘口。

二、扫描范围

1. 体位 侧卧位，头先进或足先进，双臂上举或置于胸前，身体位于检查床正中间。

2. 定位 将"十"字定位灯对准剑突与肚脐连线的中点。

3. 横断位 冠状位定位像：平行于水平面，包括全部小肠和结肠（图5-11）。扫描方向：从头侧到足侧。

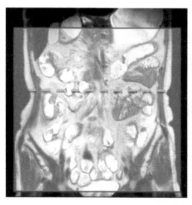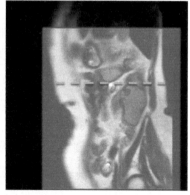

图5-11 小肠横断位扫描基线及范围

4. 冠状位 横断位定位像：平行于人体冠状位，包括全部小肠。扫描方向：从前到后（图5-12）。

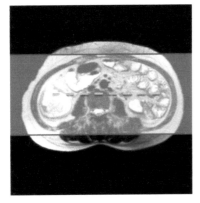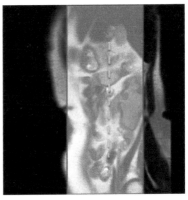

图5-12　小肠冠状位扫描基线及范围

三、扫描技术

参照欧洲胃肠和腹部放射学会（ESGAR）和欧洲儿科放射学会（ESPR）肠道成像检查技术首次联合声明（2017），MR肠道成像技术及序列选择如下。

1. 推荐序列

（1）不压脂横断位和冠状位FSE-T_2WI序列。

（2）不压脂横断位和冠状位平衡式稳态自由进动序列（FIESTA），层厚≤5mm。

（3）压脂横断位和冠状位FSE-T_2WI序列，层厚≤5mm。

（4）压脂冠状位T_1WI及压脂横断位和冠状位增强T_1WI序列，层厚≤3mm，推荐采用3D采集。

（5）确诊或者怀疑有炎性肠病的患者，对比增强序列应在肠期（45秒）或者门静脉期（70秒）采集。

（6）怀疑有潜在慢性胃肠道出血的患者，对比增强序列应在动脉期（30秒）、肠期（45秒）或者门静脉期（70秒）采集。

（7）建议采用高压注射器注入钆对比剂，剂量为 0.1～0.2mmol/kg，注射流率为 2ml/s。

2. 可选序列

（1）额外的 FSE T_2WI 压脂序列，横断位和冠状位 FIESTA 序列，电影序列及 DWI。

（2）DWI 扫描建议采用自由呼吸技术，采用低 b 值（0～50s/mm^2）及高 b 值（600～900s/mm^2），层厚 ≤5mm。

（3）动态增强扫描序列不是强制性的，但动态增强扫描的定量测量技术可提供附加信息。

3. 扫描范围　建议扫描范围应至少包括小肠和结肠，可延伸至会阴。

四、注意事项

1. 检查前 2～3 天行清淡饮食。

2. MRE 扫描时间较长，注意观察患者情况。

（林　洁）

第四节　肾　上　腺

一、检查前准备

对患者进行屏气训练，屏气训练要求自由呼吸状态下听指令吸气—吐气—屏气。

二、扫描范围

1. 体位　仰卧位，足先进，双上臂举过头或置于身体两侧。

2. 定位　"十"字定位灯横线对准剑突，"十"字定位灯纵线对准检查者身体中线。

3. 冠状位 扫描基线：在横断位上平行于人体冠状面，以肾上腺为中心；扫描范围：包全双侧肾上腺（图5-13）。

4. 横断位 在冠状位上以平行于水平面、肾上腺高度为扫描基线，扫描范围包全肾上腺（图5-14）。

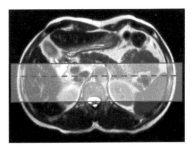 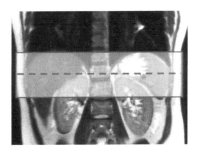

图5-13 肾上腺冠状位扫描基线及范围　　图5-14 肾上腺横断位扫描基线及范围

三、扫描技术

1. 平扫 横断位：T_1WI、T_2WI（脂肪抑制）、DWI序列，冠状位：T_2WI序列。

2. 增强 常规采用静脉内团注对比剂的方法，注射流速为$2 \sim 3ml/s$，对比剂用量为$0.1 \sim 0.2mmol/kg$体重。采用轴面快速梯度回波三维T_1WI屏气采集序列行三期或多期扫描，并补充冠状面T_1WI扫描。

四、注意事项

1. 疑肾上腺腺瘤者要加做正反相位序列帮助诊断。

2. 尽量选择薄层、高空间分辨率扫描。

3. 显示肾上腺及其周围组织结构，怀疑为异位嗜铬细胞瘤或肾上腺恶性肿瘤的患者扫描范围须加大。

第五节　肾及尿路成像

一、检查前准备

对患者进行屏气训练，屏气训练要求患者在自由呼吸状态下，听指令吸气—吐气—屏气。

二、扫描范围

1. 体位　仰卧位，足先进，双上臂举过头或置于身体两侧。将呼吸补偿压感器置于呼吸幅度最大的部位。

2. 定位　"十"字定位灯横线对准剑突，"十"字定位灯纵线对准检查者身体中线。

3. 横断位　在冠状位上以平行于水平面、肾脏高度为扫描基线，扫描范围包全两侧肾脏（图5-15）。

4. 冠状位　在横断位上以平行于人体冠状面、以肾脏为中心为扫

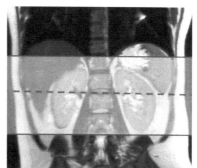

图5-15　肾脏横断位扫描基线及范围

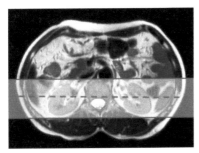

图5-16　肾脏冠状位扫描基线及范围

描基线，扫描范围包全两侧肾脏（图5-16）。

三、扫描技术

1. 平扫　横断位：T_1WI、T_2WI（脂肪抑制）、DWI序列；冠状位：T_2WI序列。

2. 增强　常规采用静脉内团注对比剂的方法，注射流速为2～3ml/s，对比剂用量为0.1～0.2mmol/kg体重。采用轴面快速梯度回波三维T_1WI屏气采集序列行三期或多期扫描，并补充冠状面T_1WI扫描。

四、注意事项

1. 肾移植患者行肾脏MR检查时注意包全移植肾（多位于髂窝位置）。

2. 泌尿系统狭窄或阻塞造成肾盏、肾盂或输尿管积水患者须行磁共振尿路成像（MRU）。单次激发二维MRU序列：闭气采集，冠状面显示双侧尿路，多角度斜冠状面及矢状面显示单侧尿路。呼吸触发三维MRU序列：冠状面扫描。

（1）冠状位：平行于双侧肾盂与膀胱三角所构成的平面，在横断位上包全双肾（图5-17）。

（2）图像要求：扫描范围应包括双侧肾盂、肾盏、输尿管、膀胱；无明显呼吸运动伪影、血管搏动伪影及并行采集技术伪影。

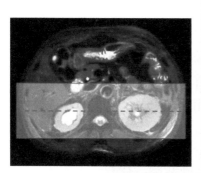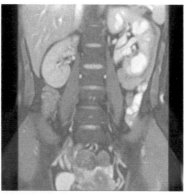

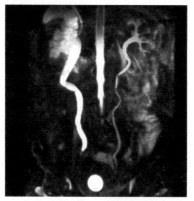

图5-17 尿路成像冠状位定位像及扫描范围

（张菁菁）

第六节 直 肠

一、检查前准备

1. 对于女性患者扫描前应确认患者已摘除宫内节育器。

2. 增强扫描患者应建立静脉通道。

3. 检查前排尿，尽量排空大便或者必要时进行肠道准备，肌注解痉药，减少肠道蠕动。

二、扫描范围

1. 体位　足先进、仰卧位，两臂上举过头或放于胸前。

2. 定位　将腹部相控阵表面线圈置于盆腔的位置，线圈中心部位与盆腔中央相吻合，"十"字定位灯对准线圈中心。

3. 矢状位　冠状位定位像：平行人体冠状面，以大转子连线的中点为中心。扫描范围：从右转子到左转子（图5-18）。扫描方向：从右到左。

4. 常规横断位　矢状位定位像：平行人体横断面。扫描范围：髂前上棘连线至耻骨联合下缘（图5-19）。扫描方向：从上到下。

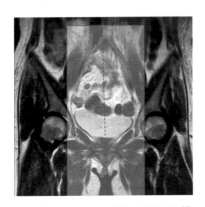 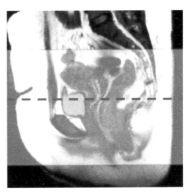

图5-18　直肠矢状位扫描基线及范围　　　图5-19　直肠横断位扫描基线及范围

5. 高分辨率直肠斜横断位　矢状位定位像：垂直病变肠管长轴。扫描范围：包全直肠病灶（图5-20）。

6. 高分辨率直肠斜冠状位　矢状位定位像：平行病变肠管长轴；扫描范围：直肠前缘至骶骨前缘（图5-21）。

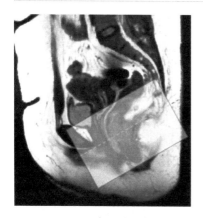

图5-20　直肠斜横断位扫描基线及范围

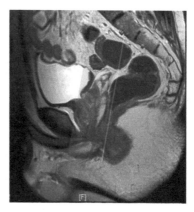

图5-21　直肠斜冠状位扫描基线及范围

7. 常规冠状位　横断位定位像：垂直人体横断面。扫描范围：包全盆腔（图5-22）。扫描方向：从前到后。

8. 图像要求　①包括盆腔大范围扫描及直肠局部高分辨率扫描图像；

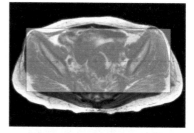

图5-22　直肠冠状位扫描基线及范围

②直肠局部高分辨率平扫T$_2$WI（非脂肪抑制）序列为必选项；③在设备性能允许的情况下，首选动态灌注增强扫描，或至少三期扫描；④清晰显示直肠壁各层结构及与周围组织的毗邻关系；⑤无卷积伪影，无明显呼吸运动伪影、磁敏感伪影及并行采集伪影。

三、扫描技术

1. 平扫　①高分辨率矢状位、直肠斜横断面及斜冠状面T_2WI（非脂肪抑制序列），参数要求：层厚≤3mm，层间距为0，FOV（180～220）mm×（180～220）mm，矩阵≥256×256；②常规盆腔扫描序列：横断位T_1WI、mDIXON、T_2W_SPAIR、DWI。

2. 增强　①扫描序列：横断位动态灌注扫描DCE序列，时间分辨率≤10秒/期（根据设备性能条件设置，应保证图像分辨率满足诊断需要），时相≥50期。动态增强扫描后行横断面、矢状面及冠状面常规增强扫描；②注射参数：静脉内团注对比剂，流速3.5～4.0ml/s，钆对比剂12～15ml和生理盐水20～30ml。

四、注意事项

1. 对于低位直肠肿瘤，扫描范围下缘需包括至耻骨联合下方至少10cm的层面，上缘不超过骶岬水平。

2. 当肿块较大或直肠曲度过大时，需适当增加一个或多个斜横断面T_2WI序列，以得到合适的垂直于病变长轴的角度。

3. 对于累及肛管的病变，需加扫平行及垂直肛管的高分辨率T_2WI序列，以判断肛门内、外括约肌及肛提肌受侵情况。

（杨蔓蔓）

第七节　肛　　管

一、检查前准备

1. 检查前1周内未服用过钡剂等阳性对比剂。

2. 检查前不用服泻药，不用清洁灌肠。

3. 嘱患者不要将脓液挤压干净后再来检查。

4. 部分肛周脓肿患者疼痛明显时，需要镇痛。

二、扫描范围

1. 体位　仰卧位，头先进，双臂上举，若上举有困难者则将双臂放置身体两侧，身体位于检查床正中间。

2. 定位　将"十"字定位灯对准耻骨联合上缘。

3. 横断位　矢状位定位像：垂直于肛管走行；冠状位定位像：平行于水平面；扫描范围包括整段肛管及肛管周围组织，扫描方向：从头侧到足侧（图5-23）。

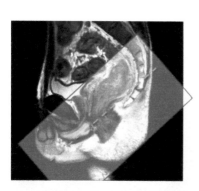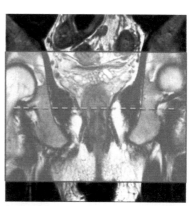

图5-23　肛管横断位扫描基线及范围

4. 冠状位　横断位定位像：平行于人体冠状位；矢状位定位像：平行于肛管走行，以肛管为中心；扫描范围包括整段肛管及肛管周围组织，扫描方向：从前到后（图5-24）。

5. 矢状位　冠状位定位像：平行于肛管走行；横断位定位向：平行于人体矢状位；扫描范围包括整段肛管及肛管周围组织，扫描方向：从右到左（图5-25）。

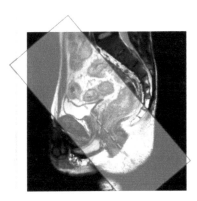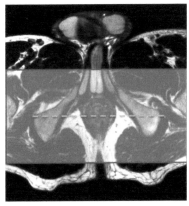

图5-24 肛管冠状位扫描基线及范围

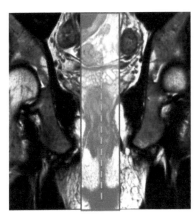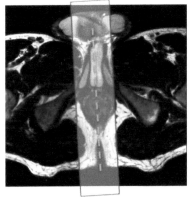

图5-25 肛管矢状位扫描基线及范围

6. 图像要求 包括整段肛管及肛管周围组织；清晰显示肛门括约肌复合体及盆底间隙；无明显运动伪影；压脂序列良好，无不均匀现象出现。

三、扫描技术

1. 平扫 ①高分辨率矢状位、横断位及冠状位

T_2WI（非脂肪抑制序列），参数要求：层厚≤3mm，层间距为0，FOV（180～220）mm×（180～220）mm，矩阵≥256×256；②常规盆腔扫描序列：横断位T_1WI、mDIXON、脂肪抑制T_2WI、DWI（b值可选600～800s/mm^2），层厚≤4mm。

2. 增强 对比剂用量0.1～0.2mmol/kg，速率2.0～3.0ml/s，采用横断位动态多期T_1WI压脂增强扫描序列，外加冠状位和矢状位T_1WI压脂序列。

四、注意事项

1. 克罗恩病观察肛瘘合并症的患者需要包括盆腔大范围扫描及肛管局部高分辨率扫描图像。

2. 肛管局部高分辨率平扫T_2WI（非脂肪抑制）序列为必选项。

3. 在设备性能允许的情况下，首选动态灌注增强扫描，或至少三期扫描。

（林　洁）

第八节　子宫、阴道

一、检查前准备

1. 扫描前确认患者已摘除宫内节育器。
2. 检查前排尿。

二、扫描范围

1. 体位 仰卧位、足先进，双上臂交叉放于胸前。
2. 定位 将腹部相控阵表面线圈置于盆腔的位置，

线圈中心部位与盆腔中央相吻合，"十"字定位灯对准线圈中心。

3. 矢状位　扫描基线垂直于人体横断面和冠状面，扫描范围如图5-26所示。

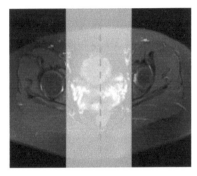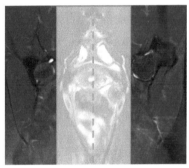

图5-26　子宫阴道矢状位扫描基线及范围

4. 横断位　扫描基线垂直于人体矢状面和冠状面，扫描范围如图5-27所示。

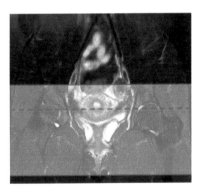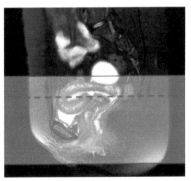

图5-27　子宫阴道横断位扫描基线及范围

5. 冠状位　扫描基线垂直于人体矢状面和横断面，扫描范围如图5-28所示。

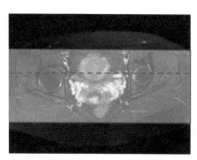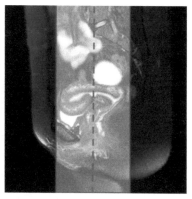

图 5-28 子宫阴道冠状位扫描基线及范围

三、扫描技术

1. 平扫 横断位：T_2WI、T_2WI（脂肪抑制）、T_1WI、DWI（至少横断位，建议有条件增加矢状切面DWI，b值800～1000s/mm^2，DWI的层厚与T_2WI层厚一致）；矢状位：T_2WI（脂肪抑制）；冠状位：T_2WI（脂肪抑制）。层厚≤5mm。

2. 增强 冠状位、矢状位和横断位T_1WI压脂增强扫描。建议有条件进行动态增强扫描。

3. 宫颈癌扫描建议 ①至少包括一个矢状位T_2WI，最好包括一个垂直宫颈的高分辨T_2WI，TE建议80～90毫秒。②DWI最少包括一个横断位和一个矢状位，方便观察病变深度及上下范围。

四、注意事项

1. 图像无卷积伪影，无明显呼吸运动伪影、磁敏感伪影及并行采集伪影。

2. 子宫脱垂患者在Valsalva动作时屏气扫描横断

位、冠状位和矢状位的T_2WI序列。

（张菁菁）

第九节　前　列　腺

一、检查前准备

1. 增强扫描患者应建立静脉通道。

2. 检查前排尿，进行肠道准备或者禁食6小时以上，减少肠道蠕动。

二、扫描范围

1. 体位　足先进、仰卧位，两臂上举过头或放置于胸前。

2. 定位　将腹部相控阵表面线圈置于盆腔的位置，线圈中心部位与盆腔中央相吻合，"十"字定位灯对准线圈中心。

3. 矢状位　冠状位定位像：平行于人体矢状面，以大转子连线的中点为中心。扫描范围：从右转子到左转子（图5-29）。扫描方向：从右到左。

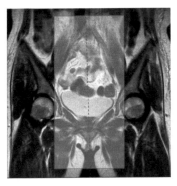

图5-29　前列腺矢状位扫描基线及范围

4. 横断位　矢状位定位像：平行前列腺长轴；扫描范围：包全前列腺和精囊（图5-30）；扫描方向：从上到下。

5. 冠状位　矢状位定位

像：垂直前列腺长轴。扫描范围：包全前列腺和精囊（图5-31）。扫描方向：从前到后。

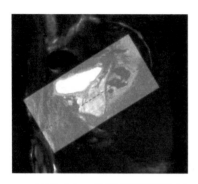
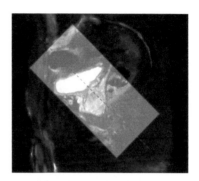

图 5-30　前列腺横断位扫描基线及范围　　图 5-31　前列腺冠状位扫描基线及范围

6. 图像要求　①清晰显示前列腺结构；②平扫序列至少包括自旋回波T_2WI（脂肪抑制和非脂肪抑制）和T_1WI（非脂肪抑制），前列腺检查DWI为必需序列；③在设备性能允许的情况下，首选动态灌注增强扫描或至少三期扫描；④无卷积伪影，无明显呼吸运动伪影、磁敏感伪影及并行采集伪影。

三、扫描技术

建议遵循PI-RADS V2.0版本技术要求进行扫描。

1. 平扫　矢状位T_2W-SPAIR；横断位T_2WI、T_1WI，层厚≤3mm，无层间距，FOV12～20cm，分辨率0.7mm（相位编码），0.4 mm（频率编码），要包括前列腺及精囊腺。DWI，无须屏气，TE≤90毫秒，TR≥3 000毫秒，层厚≤4 mm，无层间隔，要求与T_2WI和动态增强匹配，FOV 16～22 cm，分辨率相位编码和频率编码

≤2.5 mm。

2. 增强　扫描序列：横断位DCE，层厚及FOV与T$_2$WI相同；R＜100毫秒，TE＜5毫秒，层厚≤3mm，无层间隔，定位与DWI相同，FOV要求能包括整个前列腺及精囊腺，空间分辨率要求相位编码≤2mm，频率编码≤2mm，时间分辨率≤15秒（＜7秒更佳），总的扫描时间是2分钟。对比剂为0.1mmol/kg静脉内团注，流速2.0～4.0ml/s，随后推注20～30ml生理盐水。

四、注意事项

如果病灶范围比较大，可以加扫水脂分离mDIXON序列，看整个盆腔的情况。

（杨蔓蔓）

第十节　膀　胱

膀胱癌（bladder cancer，BC）是最常见的膀胱肿瘤，可以分为高级别和低级别，高级别膀胱癌又可以分为有肌层浸润和没有肌层浸润两种。没有肌层侵犯的膀胱癌（non-muscle-invasive BCs，NMIBCs），主要是局部治疗，以维持生活质量为主，而浸润肌层的膀胱癌（muscle-invasive BCs，MIBCs）的治疗主要是局部或膀胱切除术，以维持患者生命为主。经尿道膀胱肿瘤切除术（TURBT）后、膀胱活检及膀胱灌注治疗后2周，才合适进行MRI成像；而通常膀胱镜检查和Foley导尿管拔除后2～3天可以进行MRI检查。

膀胱MRI检查多采用多模态成像（multi-parametric

magnetic resonance imaging, mpMRI), 膀胱适度充盈是技术关键。通常嘱患者检查前30min服用500～1000ml水。如果膀胱没有合适充盈，膀胱壁将显得较厚且不均匀，导致膀胱癌分期的错误。

T$_2$WI、DWI和动态增强扫描（DCE MRI）是关键成像技术，扫描范围要包括整个膀胱和近侧尿道，如果是男性，要包括前列腺，如果是女性，要包括邻近的附件和阴道。此外，T$_1$WI对区别膀胱内出血和盆腔骨骼转移有重要价值，扫描层厚为3～4mm。DWI的b值建议为（800～1000 s/mm^2），对比剂剂量为0.1mmol/kg，注射速率为1.5～2.0 ml/s，随后20～40ml生理盐水冲洗，在注射对比剂后30s左右，把数据填入K空间的中心，每隔30秒进行一次重复扫描，重点是观察肿瘤及随后膀胱内膜的早期强化，如果采用3DGRE序列，建议为各向同性体素；扫描方向为任何与肿瘤垂直的切面。具体扫描参数见表5-1。

表5-1　膀胱扫描的基本参数

	T$_2$WI	DWI	DCE
1.5T			
TR（毫秒）	5000	4500	3.3
TE（毫秒）	80	81	1.2
翻转角	90	90	13
FOV（cm）	23	27	35
矩阵	256×189或256	128×109	256×214
层厚（mm）	4	4	2
层间距（mm）	0	0	0
b值		800～1000	

续表

	T$_2$WI	DWI	DCE
3.0T			
TR（毫秒）	4690	2500～5300	3.8
TE（毫秒）	119	61	1.2
翻转角	90	90	15
FOV（cm）	23	32	27
矩阵	256×256	128×128	192×192
层厚（mm）	3～4	3～4	1
层间距（mm）	0	0	0
b值		0～800～1000～2000	

注：参照VI-RADS（Vesical Imaging-Reporting And Data System，2018）

第十一节　胎　　盘

一、检查前准备

检查前排尿。

二、扫描范围

1. 体位　仰卧位、足先进，为了患者舒适性膝部可用海绵垫垫高双上臂举过头顶，身体位于检查床正中间。

2. 定位　将腹部相控阵表面线圈置于盆腔的位置（线圈与被检者之间放置支撑架），线圈中心部位与脐相吻合，"十"字定位灯对准线圈中心。

3. 矢状位　扫描基线垂直于人体横断面和冠状面，扫描方向：从右到左，扫描范围包整个胎儿及胎盘如图5-32所示。

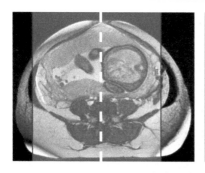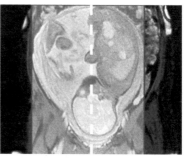

图5-32 胎盘矢状位扫描基线及范围

4. 横断位 扫描基线垂直于人体矢状面和冠状面，扫描方向：从头侧到足侧，扫描范围包整个胎儿及胎盘，如图5-33所示。

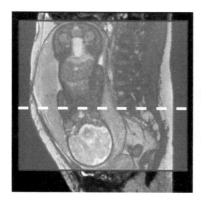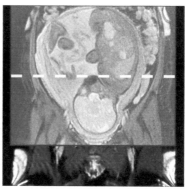

图5-33 胎盘横断位扫描基线及范围

5. 冠状位 扫描基线垂直于人体矢状面和横断面，扫描方向：从前到后。扫描范围包整个胎儿及胎盘，如图5-34所示。

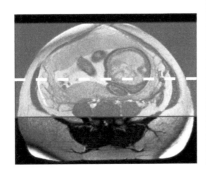
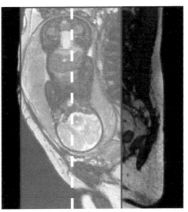

图5-34　胎盘冠状位扫描基线及范围

三、扫描技术

1．平扫　冠状位T$_2$WI，2D FIESTA；矢状位T$_2$WI，FSPGR T$_1$WI；横断位2D FIEST，可选做DWI。均为快速序列。

2．参数要求　层厚4.0～6.0mm，层间距0～2.0mm（也可采用负间距增加信噪比），FOV 30～40cm，矩阵256×224。

四、注意事项

1．胎盘磁共振检查用快速序列扫描，以T$_2$WI为主，T$_1$WI为辅。每个体位不是固定的扫描序列，可以根据实际情况选择序列，T$_1$WI及DWI任选一个体位扫描即可。

2．由于磁共振的生物效应，应注意控制SAR值（建议<3w/kg）。

3．胎盘MR检查不使用对比剂，不使用镇定剂，不使用门控，禁止要求孕妇长时间屏气。

第十二节　胎儿头部

一、检查前准备

检查前排尿。

二、扫描范围

1. 体位　仰卧位、足先进，双上臂举过头顶，身体位于检查床正中间。

2. 定位　将腹部相控阵表面线圈置于盆腔的位置（线圈与被检者之间放置支撑架），线圈中心部位与脐相吻合，"十"字定位灯对准线圈中心。

3. 矢状位　横断位定位像：大脑中线结构的连线；冠状位定位像：大脑纵裂的平行线。扫描范围：双侧颞骨之间的脑实质（图5-35）。

4. 横断位　矢状位定位像：平行于经前连合和后连合的连线或胼胝体膝部下缘和压部下缘连线或颅底；冠状位定位像：平行于双侧颞叶底部连线。扫描范围：从

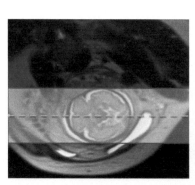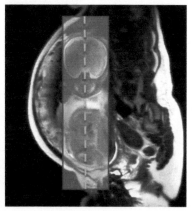

图5-35　胎儿头部矢状位扫描基线及范围

枕骨大孔至顶骨（图5-36）。

5. 冠状位　横断位定位像：大脑中线结构的垂直线；矢状位定位像：经前连合和后连合的连线或胼胝体膝部下缘和压部下缘连线的垂直线；扫描范围：从额骨至枕骨（图5-37）。

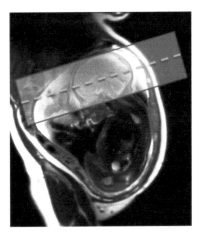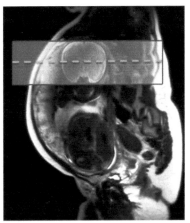

图5-36　胎儿头部横断位扫描基线及范围

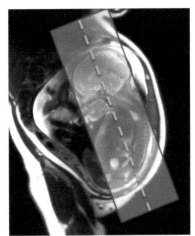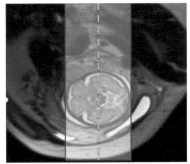

图5-37　胎儿头部冠状位扫描基线及范围

三、扫描技术

1. 平扫 横断位T_2WI，T_1WI，DWI；矢状位T_2WI；冠状位T_2WI（脂肪抑制）。扫描序列均为快速序列。

2. 参数要求 层厚为3～4mm，FOV应该根据胎儿大小及孕妇体型进行调整。（参考《美国胎儿影像指南（2014）》）。

四、注意事项

1. 孕期12周以前不做胎儿MRI检查，《美国胎儿影像指南（2014）》推荐MRI检查时机为胎龄20～22周时，可更好地评估和治疗已确诊或疑诊的胎儿异常。

2. 胎儿神经系统的MRI检查时机和检查结果判断，必须结合胎龄进行。

3. 由于磁共振的生物效应，应注意控制SAR值（建议＜3w/kg）。

4. 从事胎儿MRI检查的技师及影像学诊断医师，应该掌握胎儿MRI检查相关胎儿的解剖结构和病理生理知识。

5. 胎儿MRI检查采用SSFSE和SSFP等快速成像序列冻结胎动，可减少伪影。

6. MRI检查不使用对比剂，不使用镇定剂，不使用门控，禁止要求孕妇长时间屏气。

（林　洁）

第六章

脊　柱

第一节　颈　椎

一、检查前准备

1. 要求患者摘除所有含金属的体外物品（活动义齿、助听器、发夹、耳环、项链等）。

2. 嘱患者在扫描过程中避免运动及吞咽动作。

3. 提供耳塞，做好患者听力保护。

4. 确保患者无检查禁忌证。

二、扫描范围

1. 体位　头先进、仰卧位，头部略垫高，使椎体尽可能与床面平行，双手置于身体两侧。

2. 定位　"十"字定位灯横线对准线圈中心或下颌下缘。

3. 矢状位　扫描层数为奇数层，并通过正中矢状面，扫描野以椎体两侧缘为界并包括双侧椎间孔（图6-1）。

4. 横断位　扫描椎间盘时，定位线平行于椎间隙，范围需包括上下椎体边缘，扫描层数为奇数，层厚≤3mm，如图6-2所示。

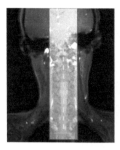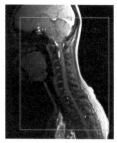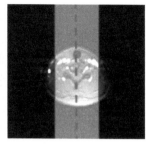

图6-1 颈椎矢状位定位及范围

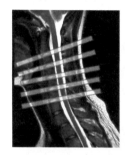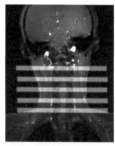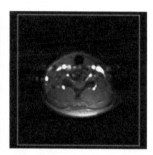

图6-2 颈椎横断位定位及范围

5. 图像要求 无明显运动伪影、血管搏动伪影；范围包括第1～7颈椎。

三、扫描技术

1. 平扫 矢状位 T_1WI、T_2WI、STIR；横断位 T_2WI；冠状位 T_1WI 或 T_2WI。

2. 增强 注射对比剂后立即扫描冠状位、矢状位、横断位抑脂的 T_1WI。

四、注意事项

1. 对于躁动等检查中不能合作的患者，必要时在临床医师指导下给予适量镇静剂，并注意严密观察。

2. 对于骨折患者，注意过床、进床、出床操作时患者的安全问题，避免对患者造成二次伤害。

3. 若为寰枢关节脱位、骨折的患者，可增加扫描冠状位 T_1 或 T_2 像，冠状像平行于齿状突，如图6-3所示。

4. 若为因椎体损伤引起的脊髓损伤患者，横断位扫描患者需包全椎体及上下各一个椎体，尽量包全脊髓损伤部分，如图6-4所示。

5. 在颈椎前方放置饱和带，矢状位定位像上平行于颈椎椎体长轴，还可以在足侧施加一个饱和带，饱和流入成像层面的血管信号，均可有效减少颈部血管搏动伪

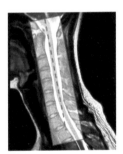 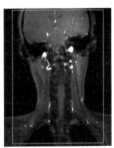 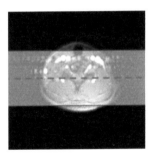

图6-3　寰枢关节冠状位定位及范围

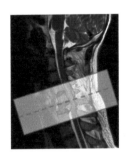 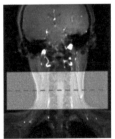 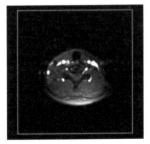

图6-4　脊髓损伤患者扫描定位

影，如图6-5所示。

6. 平山病患者在做完常规体位的颈椎扫描后须增加扫描过屈位的颈椎，矢状位须包全椎体两侧及两侧椎间孔；横断位重点观察过屈时脊髓受压部位，可采用薄层、平行扫描，如图6-6所示。

7. 颈椎侧弯患者须增加扫描冠状位T_1WI或

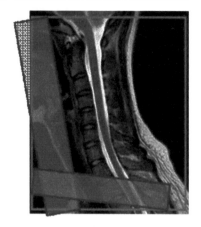

图6-5 饱和带的放置定位

T_2WI像，增加矢状位层数，确保包全双侧椎间孔。

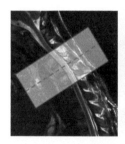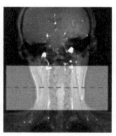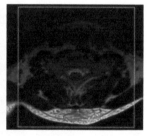

图6-6 平山病患者横断位定位及范围

第二节 胸 椎

一、检查前准备

1. 要求患者摘除所有含金属的体外物品（活动义齿、助听器、发夹、耳环、项链等）。

2. 嘱患者在扫描过程中避免运动。

3. 提供耳塞，做好患者听力保护。

4. 确保患者无检查禁忌证。

二、扫描范围

1. 体位 头先进、仰卧位，双手置于身体两侧。

2. 定位 "十"字定位灯横线对两乳头连线中点。

3. 矢状位 扫描层数为奇数层，并通过正中矢状面，扫描野以椎体两侧缘为界并包括双侧椎间孔（图6-7）。

4. 横断位 扫描椎间盘时，定位线平行于椎间隙，范围需包括上下椎体边缘，扫描层数为奇数，层厚≤3mm，定位同颈椎（图6-8）。

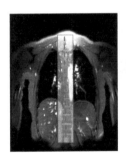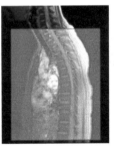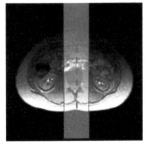

图6-7 胸椎矢状位定位及扫描

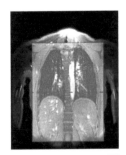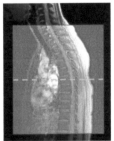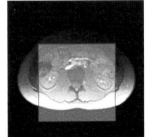

图6-8 胸椎横断位定位及扫描

5. 图像要求　无明显运动伪影，血管搏动伪影；范围包括第1～12胸椎。

三、扫描技术

1. 平扫　矢状位T_1WI，T_2WI，STIR；横断位T_2WI；冠状位T_1WI或T_2WI。

2. 增强　注射对比剂后立即扫描冠状位、矢状位、横断位抑脂的T_1WI。

四、注意事项

1. 对于躁动等检查中不能合作的患者，必要时在临床医师指导下给予适量镇静剂，注意严密观察。

2. 对于骨折患者，注意过床、进床、出床操作时患者的安全问题，避免对患者造成二次伤害。

3. 若为因椎体损伤引起的脊髓损伤患者，横断位扫描患者需包全椎体及上下各一个椎体，尽量包全脊髓损伤部分，定位同颈椎。

4. 在胸椎前方放置饱和带，矢状位定位像上平行于胸椎椎体长轴，可有效减少呼吸等运动伪影，如图6-9所示。

5. 需要有一组矢状位图像包含所有颈椎或腰椎，可加扫一组层数较少，较大FOV的矢状T_2WI，以便于胸椎计数。

6. 胸椎侧弯患者需加扫冠状位T_1WI或T_2WI像，增加矢状位层数，确保包全双侧椎间孔。

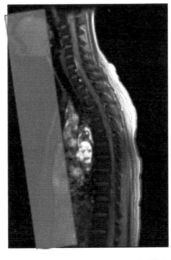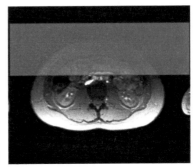

图6-9 胸椎扫描饱和带放置方法

第三节 腰 椎

一、检查前准备

1. 要求患者摘除所有含金属的体外物品（活动义齿、助听器、发夹、耳环、项链等）。

2. 嘱患者在扫描过程中避免运动。

3. 提供耳塞，做好患者听力保护。

4. 确保患者无检查禁忌证。

5. 膝关节下使用大三角垫垫高，可以稳定腰椎防止运动。

二、扫描范围

1. 体位 头先进、仰卧位，双手置于身体两侧。

2. 定位 "十"字定位灯横线对准肚脐上2～3cm。

3. 矢状位 扫描层数为奇数层，并通过正中矢状面，扫描野以椎体两侧缘为界并包括双侧椎间孔（图6-10）。

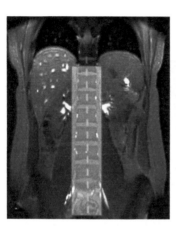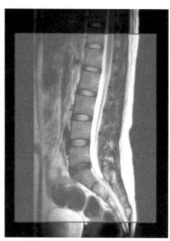

图6-10 腰椎矢状位定位及范围

4. 横断位 扫描椎间盘时，定位线平行于椎间隙，范围需包括上下椎体边缘，扫描层数为奇数，层厚≤3mm（图6-11）。

5. 图像要求 无明显运动伪影；范围包括第1～5腰椎。

三、扫描技术

1. 平扫 矢状位T_1WI，T_2WI，STIR；横断位T_2WI；冠状位T_1WI或T_2WI。

2. 增强 注射对比剂后

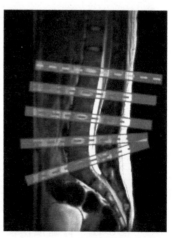

图6-11 腰椎横断位定位

立即扫描冠状位、矢状位、横断位抑脂的 T_1WI。

四、注意事项

1. 对于躁动等检查中不能合作的患者，必要时在临床医师指导下给予适量镇静剂，注意严密观察。

2. 对于骨折患者，注意过床、进床、出床操作时患者的安全问题，避免对患者造成二次伤害。

3. 若为因椎体损伤引起的脊髓损伤患者，横断位扫描患者须包全椎体及上下各一个椎体，尽量包全脊髓损伤部分（图6-12）。

4. 在腰椎前方放置饱和带，矢状位定位像上平行于腰椎椎体长轴，可有效减少呼吸运动伪影（图6-13）。

5. 腰椎侧弯患者须加扫冠状位 T_1WI 或 T_2WI 像，增加矢状位层数，确保包全双侧椎间孔。

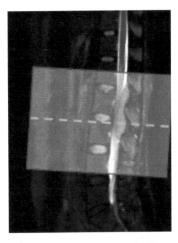 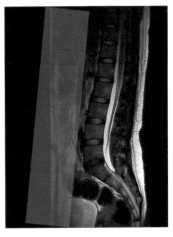

图6-12 脊髓损伤横断位定位　　图6-13 腰椎扫描饱和带放置方法

6. 骨结核常发生于腰椎，扫描时矢状位T_2抑脂和横断位T_2抑脂，须包全腰大肌，以免漏掉椎旁脓肿。

7. 腰椎内含有内固定植入物的患者须明确材料是否可以做磁共振检查，检查时需包全内固定植入物。

8. 宫腔内金属避孕环是腰椎MR扫描常碰到的问题。3.0T MR场强高，建议检查前先取环或换低场MR扫描。若不能避免带环检查，则以缩短时间，降低SAR值为主要手段。另外，金属避孕环会影响图像质量，可适当调整参数，如增大BW，减少层厚和TE等。

第四节 骶尾椎、骶髂关节

一、检查前准备

1. 要求患者摘除所有含金属的体外物品（活动义齿、助听器、发夹、耳环、项链、带金属拉链的衣物等）。

2. 嘱患者在扫描过程中避免运动。

3. 提供耳塞，做好患者听力保护。

4. 确保患者无检查禁忌证。

5. 成年女性患者应了解其是否有宫内节育器。

二、扫描范围

1. 体位 足先进、仰卧位，双手置于身体两侧或胸前。

2. 定位 "十"字定位灯横线对准双侧髂前上棘连线。

3. 冠状位 以斜冠状位为主，定位线平行于矢状定位像的骶椎长轴，前后包括骶椎及尾椎（图6-14）。

4. 横断位　须扫描斜横断位，定位线垂直于矢状定位像的骶椎长轴，上下包括骶尾椎或病灶（图6-15）。

5. 图像要求　无明显运动伪影；范围包括骶尾椎及骶髂关节上下界。

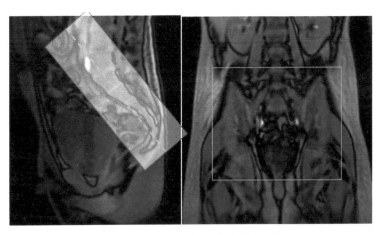

图6-14　斜冠状位定位及范围

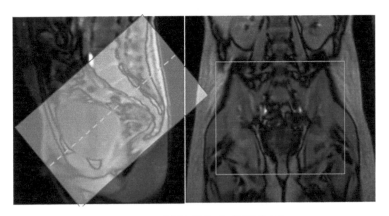

图6-15　斜横断位定位及范围

三、扫描技术

1. 平扫　斜横断位 T_1WI、抑脂 T_2WI；斜冠状位 T_1WI、抑脂 T_2WI；斜矢状位抑脂 T_2WI。

2. 增强　冠状位、矢状位、横断位抑脂的 T_1WI。

四、注意事项

1. 对于躁动等检查中不能合作患者，必要时在临床医师指导下给予适量镇静剂，注意严密观察。

2. 对于骨折患者，注意过床、进床、出床操作时患者的安全问题，避免对患者造成二次伤害。

3. 骶尾椎内含有内固定植入物的患者须明确材料是否可以做磁共振检查，检查时需包全内固定植入物。

第五节　全　脊　柱

一、检查前准备

1. 要求患者摘除所有含金属的体外物品（活动义齿、助听器、发夹、耳环、项链、带金属拉链的衣物等）。

2. 提供耳塞，做好患者听力保护。

3. 确保患者无检查禁忌证。

二、扫描范围

1. 体位　头先进、仰卧位，头部略垫高，使椎体尽可能与床面平行，双手置于身体两侧。

2. 定位　"十"字定位灯横线对准线圈中心或两乳

头连线的中点，采用大FOV扫描，分三段分别扫描颈椎、胸椎、腰椎的三维定位像。

3. 矢状位 扫描层数为奇数层，并通过正中矢状面，扫描野以椎体两侧缘为界并包括双侧椎间孔，分 $C_1 \sim T_8$、$T_8 \sim S_5$ 两段进行采集（图6-16）。

4. 横断位 扫描椎间盘时，定位线平行于椎间隙，范围须包括上下椎体边缘，扫描层数为奇数，层厚≤3mm，定位同颈椎。

5. 图像要求 无明显运动伪影，血管搏动伪影；范围包括颈椎、胸椎、腰椎及骶椎，拼接图像无错层，无

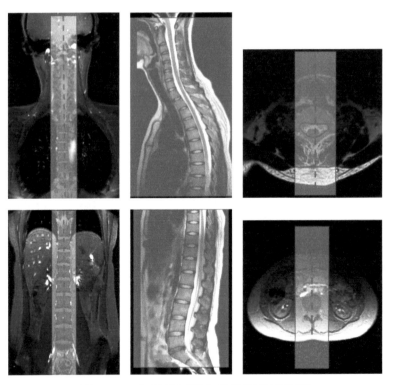

图6-16 全脊柱扫描矢状位定位及范围

遗漏。

三、扫描技术

1. 平扫 矢状位 T_1WI，T_2WI，STIR；横断位 T_2WI；冠状位 T_1WI 或 T_2WI。

2. 增强 注射对比剂后立即扫描冠状位、矢状位、横断位抑脂的 T_1WI。

四、注意事项

1. 对于躁动等检查中不能合作患者，必要时在临床医师指导下给予适量镇静剂，注意严密观察。

2. 对于骨折患者，注意过床、进床、出床操作时患者的安全问题，避免对患者造成二次伤害。

3. 脊柱侧弯患者须增加扫描冠状位 T_1WI 或 T_2WI 像，增加矢状位定位层数，确保包全椎体双侧椎间孔。

4. 若为脊髓炎症或肿瘤患者，常规须做增强扫描，范围须包括病变椎体上下一个椎体，并且横断位上需包括椎旁软组织。

5. 若为因椎体损伤而引起的脊髓损伤，须包全损伤椎体和损伤的脊髓，若病变位于椎管一侧，需观察两侧对称性时，应增加扫描冠状位图像。

6. 分段扫描全脊柱时，矢状位图像须包括上下界衔接椎体，可利用仪器支持的图像拼接工具，将分段的矢状位或冠状位图像进行全脊柱拼接（图6-17）。

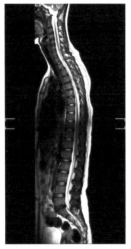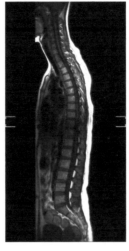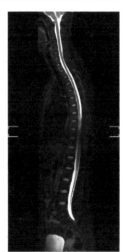

图6-17 全脊柱拼接

第六节 臂 丛

一、检查前准备

1. 要求患者摘除所有含金属的体外物品（活动义齿、助听器、发夹、耳环、文胸、项链等）。

2. 嘱患者在扫描过程中避免运动及做吞咽动作。

3. 提供耳塞，做好患者听力保护。

4. 确保患者无检查禁忌证。

二、扫描范围

1. 体位 头先进、仰卧位，颈部呈常规生理位，双手置于身体两侧。

2. 定位 "十"字定位灯横线对准线圈中心或下颌

下缘。

3. 矢状位 扫描层数为奇数层，并通过正中矢状面，扫描野以椎体两侧缘为界并包括双侧椎间孔，范围包括C_1～T_2（图6-18）。

4. 横断位 扫描基线垂直于颈髓长轴，扫描范围包括C_4～T_2段椎体上下缘（图6-19）。

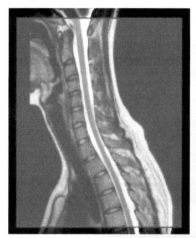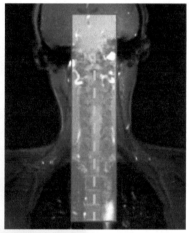

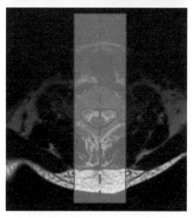

图6-18 臂丛神经矢状位定位及范围

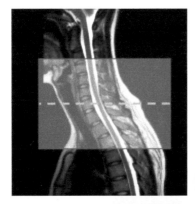
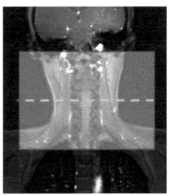
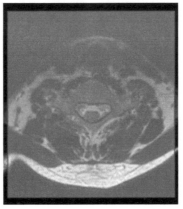

图6-19　臂丛神经横断位定位及范围

5. 冠状位　扫描基线平行于颈髓纵轴，扫描范围包括$C_1 \sim T_3$段椎体前缘至椎管后缘，左右范围应包括双侧腋窝，以显示腋神经段（图6-20）。

6. 图像要求　无明显运动伪影及血管搏动伪影；显示全部$C_1 \sim T_2$椎体、椎间盘及两侧附件，椎旁软组织，$C_1 \sim C_8$对臂丛神经清晰显示等。

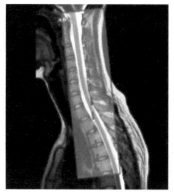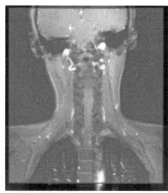

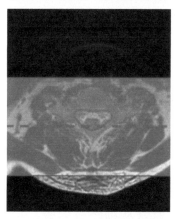

图6-20 臂丛神经冠状位定位及范围

三、扫描技术

1. 平扫 矢状位T_2WI；横断位STIR，DWI；冠状位fs-T_1WI，fs-T_2WI，薄层无间隔3D-STIR（重T_2脂肪抑制技术）。

2. 增强 注射对比剂后立即扫描冠状位、矢状位、横断位抑脂的T_1WI。

3. MIP重建后处理 利用薄层无间隔3D-STIR序列进行曲面MIP重建可清晰显示臂丛神经（图6-21）。

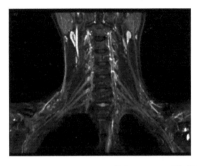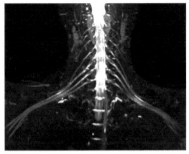

图6-21　臂丛神经MIP重建

四、注意事项

1. 对于躁动等检查中不能合作患者，必要时在临床医师指导下给予适量镇静剂，注意严密观察。

2. 对于骨折患者，注意过床、进床、出床操作时患者的安全问题，避免对患者造成二次伤害。

3. 临床上为了治疗方便，将神经节之前的硬膜囊内神经根称为臂丛神经节前部分，神经节之后椎管以外者称为臂丛神经节后部分。对臂丛神经节前神经根的观察以横断位为主。对臂丛神经节后段，扫描方位以冠状位（平行于节后神经走行方向）为主，也可加上横断位。

第七节　腰丛与坐骨神经

一、检查前准备

1. 要求患者摘除所有含金属的体外物品（活动义齿、助听器、发夹、耳环、项链、带金属拉链的衣物等）。

2. 嘱患者在扫描过程中避免运动。

3. 提供耳塞，做好患者听力保护。

4. 确保患者无检查禁忌证。

二、扫描范围

1. 体位　头先进、仰卧位，腰部呈常规生理位，双手置于身体两侧。

2. 定位　"十"字定位灯横线对准线圈中心或双侧髂嵴连线中点。

3. 矢状位　扫描层数为奇数层，并通过正中矢状面，扫描野以椎体两侧缘为界并包括双侧椎间孔（图6-22）。

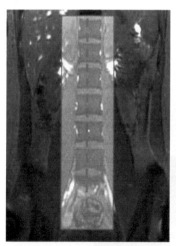
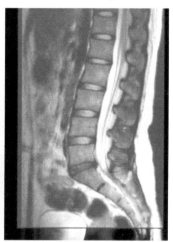
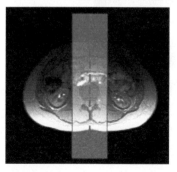

图6-22　腰丛神经矢状位定位及范围

4. 腰丛

（1）横断位：扫描基线垂直于腰椎管长轴，扫描范围包括 T_{12} ～ S_3 段椎体上下缘（图6-23）。

（2）冠状位：扫描基线平行于腰椎管纵轴，扫描范围包括 T_{12} ～ S_3 段椎体前缘至骶管后缘（图6-24）。

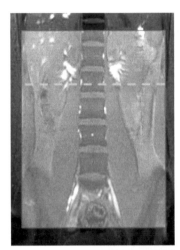
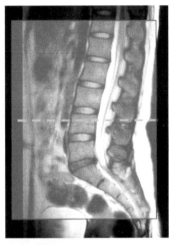

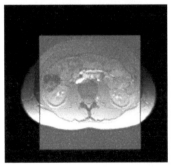

图6-23　腰丛神经横断位定位及范围

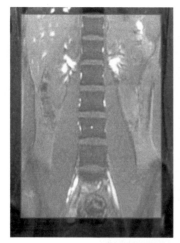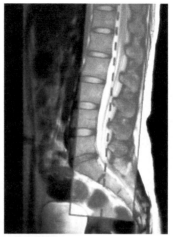

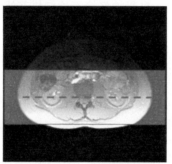

图 6-24 腰丛神经冠状位定位及范围

5. 坐骨神经

（1）横断位：在冠状位定位像上以垂直于身体长轴为扫描基线，扫描范围从骶骨上缘到股骨颈下缘或在矢状位定位像上以垂直于 S_3、S_4 方向为扫描基线（图6-25）。

（2）斜冠状位：在横断位上以平行于梨状肌长轴位为扫描基线（图6-26）。

6. 图像要求 无明显运动伪影，血管搏动伪影；显

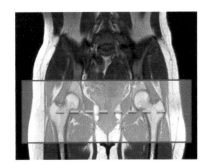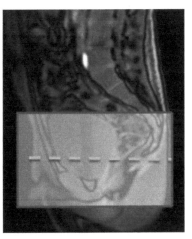

图6-25 坐骨神经横断位扫描基线及范围

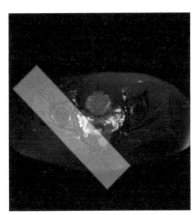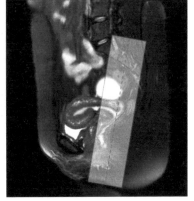

图6-26 坐骨神经斜冠状位扫描基线及范围

示全部T$_{12}$ ～ S$_3$段椎体、椎间盘及两侧附件，椎旁软组织及腰丛、骶丛神经根等。

三、扫描技术

1. 平扫 矢状位T$_2$WI；横断位STIR，DWI；冠状

位 fs-T$_1$WI，fs-T$_2$WI，薄层无间隔 3D-STIR（重 T$_2$ 脂肪抑制技术）。

2. 增强　注射对比剂后立即扫描冠状位、矢状位、横断位抑脂的 T$_1$WI。

3. MIP 重建后处理　利用薄层无间隔 3D-STIR 序列进行曲面 MIP 重建可清晰显示腰丛神经（图 6-27）。

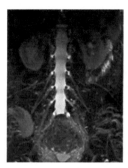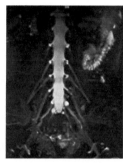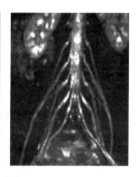

图 6-27　腰丛神经 MIP 重建

四、注意事项

1. 对于躁动等检查中不能合作的患者，必要时在临床医师指导下给予适量镇静剂，并注意严密观察。

2. 对于骨折患者，注意过床、进床、出床操作时患者的安全问题，避免对患者造成二次伤害。

（任道坤）

第七章

四肢与关节

第一节 肩 关 节

一、检查前准备

1. 要求患者摘除所有含金属的物品（活动义齿、助听器、发夹、耳环、项链、文胸等）。

2. 肩关节靠近胸部，易受呼吸运动的影响而产生伪影，故需叮嘱患者要小口呼吸。

二、扫描范围

1. 体位 仰卧位，双手置于身体两侧，掌心向上或面对身体，身体向对侧移动，对侧身体抬高30°，尽量将被扫描肩关节接近磁场中心并紧贴检查床。

2. 定位 定位中心点为肱骨大结节处。

3. 横断位 扫描基线垂直于关节盂及肱骨长轴，上自肩锁关节上缘，下自肱骨外科颈下缘（图7-1）。

4. 斜冠状位 在横断位图像上，扫描基线垂直于关节盂或平行于冈上肌肌腱，扫描范围从锁骨外端至肩峰（图7-2）。

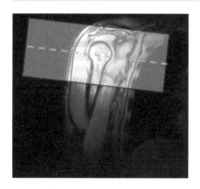

图7-1　肩关节横断位扫描基线及范围

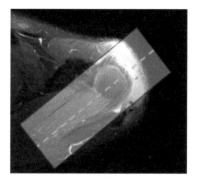

图7-2　肩关节斜冠状位扫描基线及范围

5. 斜矢状位　在横断位图像上，扫描基线平行于关节盂或垂直于冈上肌肌腱长轴，扫描范围应包全整个肱骨头和关节盂（图7-3）。

三、扫描技术

1. 平扫　横断位T$_1$、T$_2$压脂，冠状位T$_1$、T$_2$压脂，矢状位T$_2$压脂。

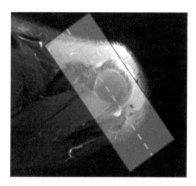

图7-3　肩关节斜矢状位扫描基线及范围

2. 增强　冠状位、矢状位、横断位T$_1$WI压脂。

四、注意事项

1. 摆位过程中应使患侧肩关节尽量靠近主磁场的中心。

2. 摆位时尽量避免内旋，即掌心朝下，否则冈上肌肌腱和冈下肌肌腱可能发生重叠，影响诊断。

3. 肩关节主要的伪影为呼吸运动伪影，可通过改变相位编码方向及采用预饱和技术得以消除。相位编码方向应采用抗卷褶技术。

4. 横断位是诊断盂唇损伤的最佳位置，也能显示肩胛下肌腱和冈下肌腱等病变。斜冠状位有利于显示冈上肌肌腱和上盂唇病变。斜矢状位易显示喙肩弓和肩袖。

第二节　肱骨/上臂

一、检查前准备

要求患者摘除所有含金属物品（活动义齿、助听器、发夹、耳环、项链、文胸等）。

二、扫描范围

1. 体位　仰卧位，身体偏向对侧，尽可能使患肢接近磁场中心，恰当使用辅助固定物如海绵垫、沙袋等使之固定。

2. 定位　"十"字定位灯对准病变中心，若病变较为局限或细小，可在病变表面贴维生素片以辅助定位。

3. 冠状位　平行于肱骨干定位冠状面，范围应包全病变骨骼和软组织的全范围及邻近关节（图7-4）。

4. 横断位　在冠状面图像上定位横断位，根据病灶的位置决定扫描范围，可参考维生素片标记位置。

5. 矢状位　在冠状面图像上平行于肱骨干定位矢状面（图7-5）。

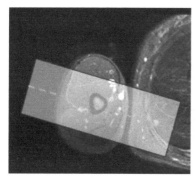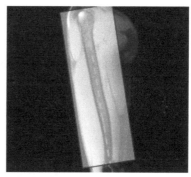

图7-4　肱骨冠状位扫描基线及范围

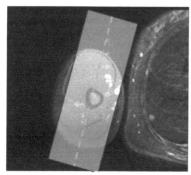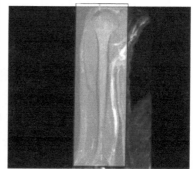

图7-5　肱骨矢状位扫描基线及范围

三、扫描技术

1. 平扫　冠状面脂肪抑制技术STIR、冠状位T_1，横断位脂肪抑制STIR、横断位T_1，矢状位T_2脂肪抑制/T_1。

2. 增强　冠状位、矢状位、横断位T_1WI压脂。

四、注意事项

1. STIR压脂序列在大范围扫描时脂肪抑制的效果要远远好于化学饱和法压脂。

2. STIR序列可添加上下饱和带，减轻血管搏动伪影。

3. 可在胸腔范围内添加饱和带，减轻运动伪影。

第三节　肘　关　节

一、检查前准备

要求患者摘除所有含金属物品（活动义齿、助听器、发夹、耳环、项链、文胸等）。

二、扫描范围

1. 体位　仰卧位，患侧上肢自然伸直，掌心朝上，掌背适当垫高使上肢处于同一平面，适当固定。肘关节尽量靠近主磁场的中心且不与躯干直接接触。

2. 定位　线圈中心位置定位于内外上髁连线，"十"字灯对准线圈中心。

3. 横断位　上自肱骨干骺端，下自桡骨结节，平行关节面（图7-6）。

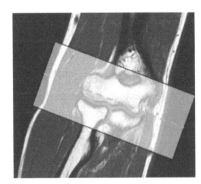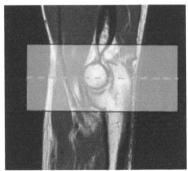

图7-6　肘关节横断位扫描基线及范围

4. 冠状位　矢状面定位像上平行于肱骨和桡骨，在横断面图像上平行于肱骨内外上髁的连线（图7-7）。

5. 矢状位　冠状位定位像上垂直于肘关节面，在横断面图像上垂直于肱骨内外上髁的连线（图7-8）。

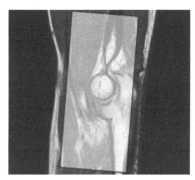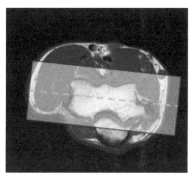

图7-7　肘关节冠状位扫描基线及范围

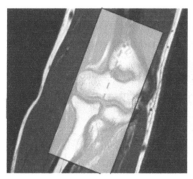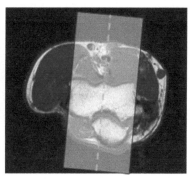

图7-8　肘关节矢状位扫描基线及范围

三、扫描技术

1. 平扫　横断位 T_2 压脂，冠状位 STIR 压脂、冠状位 T_1，矢状位 T_1。

2. 增强　冠状位、矢状位、横断位 T_1 压脂。

四、注意事项

1. 当怀疑肱二头肌附着处病变时，患侧肘关节可适当屈曲，前臂适当旋前或旋后时的矢状位图像最容易观察肱二头肌肌腱。

2. 肘关节旋前、旋后或屈曲程度不同轴面的检查有助于检出肘关节不全脱位。

第四节　尺桡骨/前臂

一、检查前准备

要求患者摘除所有含金属物品（活动义齿、助听器、发夹、耳环、项链、文胸等）。

二、扫描范围

1. 体位　仰卧位，患肢自然伸直，掌心向上，身体偏向对侧，尽可能使患肢接近磁场中心，恰当使用辅助固定物如海绵垫、沙袋等使之固定。

2. 定位　"十"字定位灯对准病变中心，若病变较为局限或细小，可在病变表面贴维生素片以辅助定位。

3. 横断位　垂直于尺桡骨，应包全病灶。

4. 冠状位　以矢状位为定位像，平行于长骨方向（图7-9）。

5. 矢状位　以冠状位为定位像，沿长骨方向扫描（图7-10）。

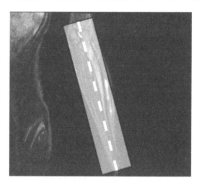

图7-9 前臂冠状位扫描基线及范围

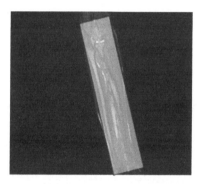

图7-10 前臂矢状位扫描基线及范围

三、扫描技术

1. 平扫 冠状面脂肪抑制技术STIR、冠状位T$_1$，横断位脂肪抑制STIR、横断位T$_1$，矢状位T$_2$脂肪抑制/T$_1$。

2. 增强 冠状位、矢状位、横断位T$_1$WI压脂。

四、注意事项

1. STIR压脂序列在大范围扫描时脂肪抑制的效果

要远远好于化学饱和法压脂。

2. STIR序列可添加上下饱和带，减轻血管搏动伪影。

（刘　艳）

第五节　腕　关　节

一、检查前准备

1. 要求患者摘除所有含金属物品（活动义齿、助听器、发夹、耳环、项链等）。

2. 确保患者无检查禁忌证。

二、扫描范围

1. 体位

（1）俯卧位、头先进，受检者被检侧手上举于头上位，伸直，掌心向下。

（2）受检者被检侧关节对侧身体抬高30°，使被检侧部位尽量置于床中心。

2. 定位　定位中心对准线圈中心及腕关节。

3. 横断位　冠状位定位像：显示尺桡骨茎突最好层面，平行于腕关节关节面；矢状位定位像：与桡骨骨干垂直。扫描范围：从尺桡骨到掌骨（图7-11）。

4. 矢状位　横断位定位像：显示尺桡骨茎突最好层面，定位线垂直两者连线；冠状位定位像：平行桡骨干；扫描范围：整个腕关节（图7-12）。

5. 冠状位　横断位定位像：横断面是显示尺桡骨茎

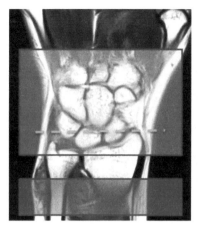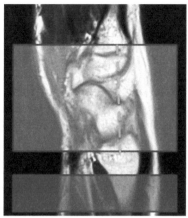

图7-11 腕关节横断位扫描基线及范围

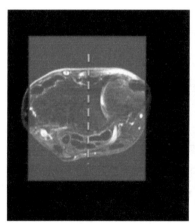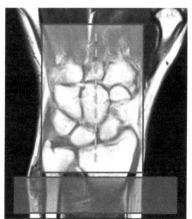

图7-12 腕关节矢状位扫描基线及范围

突最好层面，平行两者连线来定位；矢状位定位像：平行于桡尺骨。扫描范围：整个腕关节（图7-13）。扫描方向：从前到后。

6. 图像要求 显示腕关节、手部骨性及其软组织结构。伪影不影响诊断。

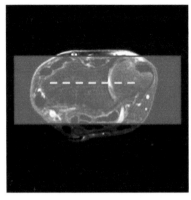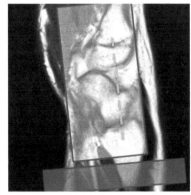

图7-13　腕关节冠状位扫描基线及范围

三、扫描技术

1. 平扫　横断位 fs-T$_2$WI、T$_1$WI；矢状位 T$_2$WI；冠状位 fs-T$_2$WI、T$_1$WI。

2. 增强　冠状位、矢状位、横断位 fs-T$_1$WI。

四、注意事项

1. 腕关节韧带损伤最好采用1 ～ 3mm连续扫描；骨折和骨挫伤使用T$_1$WI、T$_2$WI和STIR序列显示比较清楚；肌腱损伤常采用T$_2$WI、STIR和脂肪抑制FSE序列。

2. 检查时患者将前臂伸直于身体一侧，若无法伸直，也可以使肘关节屈曲，将腕关节置于腹部进行检查，此时线圈必须与腹壁分离以防止呼吸伪影的产生。

3. 需要观察肌腱和腕管病变，扫描基线与肌腱和腕管走行平行。

第六节　掌、指骨

一、检查前准备

1. 要求患者摘除所有含金属物品（活动义齿、助听器、发夹、耳环、项链等）。

2. 确保患者无检查禁忌证。

二、扫描范围

1. 体位

（1）头先进，被检侧手上举于头上位，伸直，掌心向下。

（2）受检者被检侧关节对侧身体抬高30°，使被检侧部位尽量置于线圈中心。

2. 定位　定位中心对准线圈中心及第3掌骨。

3. 横断位　冠状位定位像：平行指间关节面；矢状位定位像：垂直于中指长轴。扫描范围：整个掌、指骨（图7-14）。

4. 矢状位　横断位定位像：垂直于掌、指骨连线；冠状位定位像：以中指为中心，平行于中指长轴。扫描范围：从第1掌骨至第5掌骨，包括全部指骨（图7-15）。

5. 冠状位　横断位定位像：平行指间关节平面并与双侧侧韧带垂直；矢状位定位像：平行于掌指骨连线。扫描范围：整个手掌（图7-16）。

6. 图像要求　横断面包括掌指骨，冠状位、矢状位显示腕关节、手部骨性及其软组织结构。伪影不影响诊断。

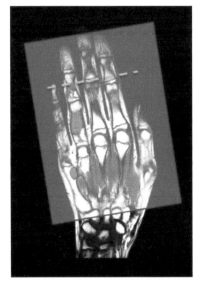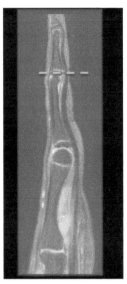

图7-14 掌指骨横断位扫描基线及范围

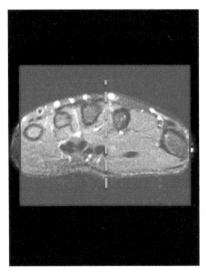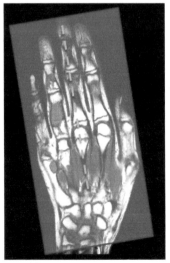

图7-15 掌指骨矢状位扫描基线及范围

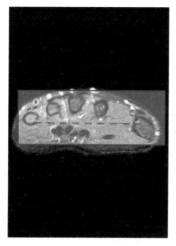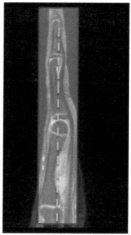

图7-16 掌指骨冠状位扫描基线及范围

三、扫描技术

1. 平扫 横断位 fs-T_2WI、T_1WI；矢状位 T_2WI；冠状位 fs-T_2WI、T_1WI。

2. 增强 冠状位、矢状位、横断位 fs-T_1WI。

四、注意事项

1. 体型较大的患者可采用俯卧位，将手臂置于头上方。

2. 检查时患者将前臂伸直于身体一侧，若无法伸直，也可以使肘关节屈曲，将腕关节置于腹部进行检查，此时线圈必须与腹壁分离以防止呼吸伪影的产生。

3. 掌指骨病变，以扫描横断、沿掌指骨长轴的斜矢状面为主；肌腱损伤以横断位、矢状位为主；当怀疑某一指关节异常时，矢状面成像采用 1～3mm 薄层扫描且应与肌腱或骨的长轴方向一致。

第七节 骨 盆

一、检查前准备

1. 要求患者摘除所有含金属的物品（活动义齿、助听器、发夹、耳环、项链等）。

2. 确保患者无检查禁忌证。

二、扫描范围

1. 体位 仰卧位，头先进或足先进。

2. 定位 定位中心对准线圈中心及髂前上棘连线中点。

3. 横断位 冠状位定位像：平行髂前上棘连线；矢状位定位像：垂直于股骨长轴；扫描范围：覆盖髂嵴至耻骨联合下缘（图7-17）。

4. 冠状位 横断位定位像：平行于两侧股骨头中点

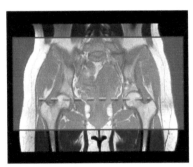
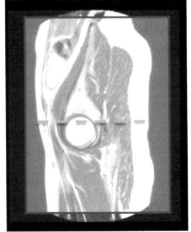

图7-17 骨盆横断位扫描基线及范围

连线；矢状位定位像：平行于股骨长轴；扫描范围：覆盖髂骨翼前后缘（图7-18）。

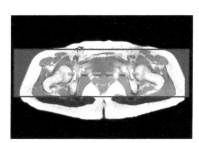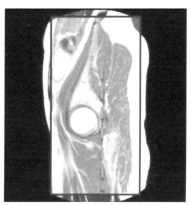

图7-18　骨盆冠状位扫描基线及范围

5. 图像要求　显示骨盆骨性及软组织结构。

三、扫描技术

1. 平扫　横断位 fs-T_2WI、T_1WI；冠状位 STIR（fs-T_2WI）、T_1WI。

2. 增强　冠状位、横断位 fs-T_1WI。

四、注意事项

上下添加饱和带可减轻呼吸和血管搏动造成的伪影。

第八节　髋　关　节

一、检查前准备

1. 要求患者摘除所有含金属的物品（活动义齿、助

听器、发夹、耳环、项链等)。

2. 确保患者无检查禁忌证。

二、扫描范围

1. 体位　仰卧位，头先进或足先进。

2. 定位　定位中心对准线圈中心及髂前上棘与耻骨联合连线中点下2.5cm左右水平处。

3. 横断位　冠状位定位像：平行于两侧股骨头中点连线矢状位定位像：垂直于股骨长轴；扫描范围：覆盖髋臼至股骨大转子 (图7-19)。

4. 冠状位　横断位定位像：平行于两侧股骨头中心连线；矢状位定位像：平行于股骨长轴。扫描范围：覆盖股骨头前缘至股骨大转子后缘 (图7-20)。

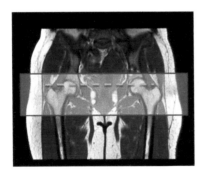
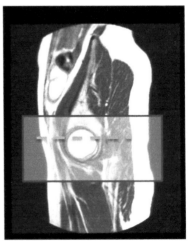

图7-19　髋关节横断位扫描基线及范围

5. 图像要求　显示髋关节骨性结构及其软组织结

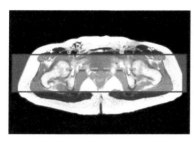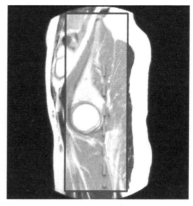

图7-20 髋关节冠状位扫描基线及范围

构；伪影不影响诊断。

三、扫描技术

1. 平扫 横断位 fs-T_2WI、T_1WI；冠状位 STIR（fs-T_2WI）、T_1WI。

2. 增强 冠状位、横断位 fs-T_1WI。

四、注意事项

1. 若患者下肢不能伸直的，可进行屈曲位扫描，其屈曲角度以实际情况而定。

2. 疑患者背部软组织异常时，可采用俯卧位以减少背部组织受挤压带来的结构变形。

3. 髋臼唇病变，可添加扫描在标准冠状面上平行于股骨颈长轴的斜矢状位及在斜矢状位上垂直前后唇连线的斜冠状位。

第九节 股骨/大腿

一、检查前准备

1. 要求患者摘除所有含金属物品（活动义齿、助听器、发夹、耳环、项链等）。

2. 确保患者无检查禁忌证。

二、扫描范围

1. 体位 仰卧位、头先进。

2. 定位 单侧检查下肢尽量置于床中心，双侧检查身体位于床中心，足尖向前，定位中心对准线圈中心及大腿，线圈至少包含邻近1个关节。

3. 横断位 冠状位定位像：平行于两侧股骨连线。矢状位定位像：垂直于股骨长轴。扫描范围：从股骨头上源至股骨下端（图7-21）。

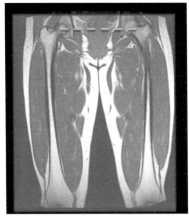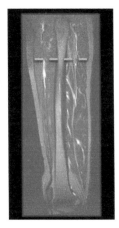

图7-21 股骨/大腿横断位扫描基线及范围

4. 矢状位　横断位定位像：垂直于两侧股骨连线；冠状位定位像：平行于股骨长轴。扫描范围：覆盖整个股骨（大腿的扫描范围包括这个股骨及周围软组织）（图7-22）。

5. 冠状位　横断位定位像：平行于两侧股骨连线；矢状位定位像：平行于股骨长轴。扫描范围：覆盖整个股骨（大腿的扫描范围包括这个股骨及周围软组织）（图7-23）。

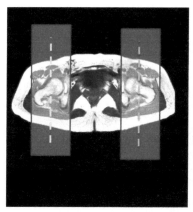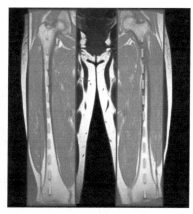

图7-22　股骨/大腿矢状位扫描基线及范围

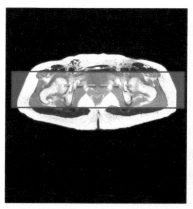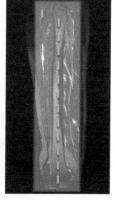

图7-23　股骨/大腿冠状位扫描基线及范围

6. 图像要求　显示相应长骨及其软组织结构，冠状面及矢状面FOV至少包含1个关节；运动伪影、血管搏动伪影不影响诊断。

三、扫描技术

1. 平扫　横断位fs-T_2WI、T_1WI；冠状位STIR（fs-T_2WI）；矢状位STIR（fs-T_2WI）。

2. 增强　冠状位、矢状位、横断位fs-T_1WI。

四、注意事项

1. 若患者大腿处病变范围明显，横断位扫描范围可以根据病变范围进行缩短。

2. 线圈覆盖股骨不完全时可将股骨分上下段进行扫描。

3. 疑患者后部软组织异常时，可采用俯卧位以减少背部组织受挤压带来的结构变形。

（罗朝亮）

第十节　膝　关　节

一、检查前准备

1. 要求患者摘除所有含金属的物品（活动义齿、助听器、发夹、耳环、项链等）。

2. 确保患者无检查禁忌证。

二、扫描范围

1. 体位 足先进、仰卧位，双手置于身体上方。受检者被检侧膝关节屈曲10°～15°，使前交叉韧带处于拉直状态。

2. 定位 定位线对准髌骨下缘。

3. 矢状位 横断位定位像：垂直于股骨内外髁后缘连线。冠状位定位像：与骨平台平行。扫描范围：整个膝关节（图7-24）。

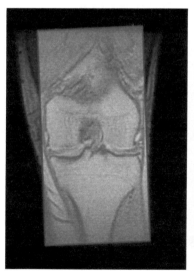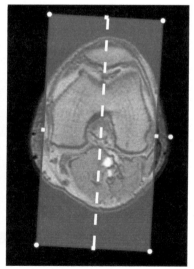

图7-24 膝关节矢状位扫描基线及范围

4. 冠状位 横断位定位像：平行于股骨内外髁后缘连线。矢状位定位像：与胫骨平台并半月板垂直。扫描范围：整个膝关节（图7-25）。

5. 横断位 如图7-26所示。

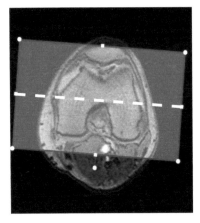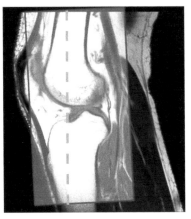

图7-25　膝关节冠状位扫描基线及范围

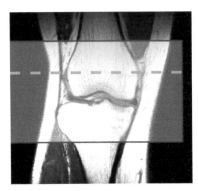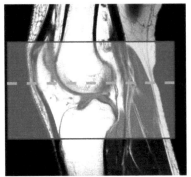

图7-26　膝关节横断位扫描基线及范围

6. 图像要求　无明显运动伪影；包全病变。

三、扫描技术

1. 平扫　横断位T_2WI FS；矢状位T_1WI，PDWI FS；冠状位T_2WI FS，T_1WI。

2. 增强　冠状位、矢状位、横断位T_1WI FS。

四、注意事项

1. 对于躁动等检查中不能合作患者，可以通过快速扫描序列等办法缩短扫描时间。必要时在临床医师指导下给予适量镇静剂，并注意严密观察。

2. 对于膝关节炎症和骨头病变患者，应根据病变的位置选择相应的扫描方位，选择合适的层厚及扫描时包全病变范围。增加扫描横断DWI。

第十一节 胫 腓 骨

一、检查前准备

1. 要求患者摘除所有含金属的物品（活动义齿、助听器、发夹、耳环、项链等）。

2. 确保患者无检查禁忌证。

二、扫描范围

1. 体位 足先进、仰卧位，双手置于身体上方。

2. 定位 定位线对准小腿中心。

3. 矢状位 在冠状面上与胫腓骨平面相垂直（图7-27）。

4. 冠状位 在横断面上与双侧胫腓骨连线平行（图7-28）。

5. 横断位 根据病灶而定。

6. 图像要求 无明显运动伪影；包全病变。

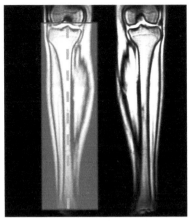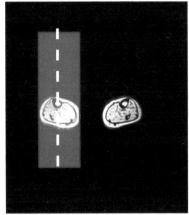

图 7-27　小腿矢状位扫描基线及范围

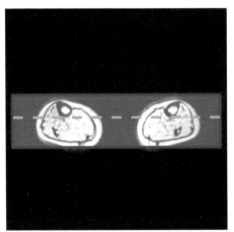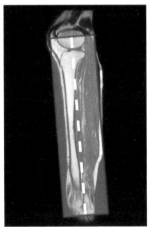

图 7-28　小腿冠状位扫描基线及范围

三、扫描技术

1. 平扫　横断位 T_2WI FS；矢状位 T_2WI FS；冠状位 T_2WI FS，T_1WI。

2. 增强 冠状位、矢状位、横断位 T_1WI FS。

四、注意事项

1. 对于躁动等检查中不能合作患者，可以通过快速扫描序列等办法缩短扫描时间。必要时在临床医师指导下给予适量镇静剂，并注意严密观察。

2. 对于小腿肌肉炎症和骨头病变患者，应根据病变的位置选择相应的扫描方位，选择合适的层厚及扫描时包全病变范围。增加扫描横断DWI。

第十二节 踝 关 节

一、检查前准备

1. 要求患者摘除所有含金属的物品（活动义齿、助听器、发夹、耳环、项链等）。

2. 确保患者无检查禁忌证。

二、扫描范围

1. 体位 足先进、仰卧位，双手置于身体上方。

2. 定位 定位线对准踝关节面。

3. 矢状位 横断面上垂直于内外踝连线，冠状面上垂直于关节平面，扫描范围从内踝至外踝（图7-29）。

4. 冠状位 矢状面上平行于胫骨长轴，横断面上平行于内外踝连线（图7-30）。

5. 横断位 关节面上缘至跟骨（图7-31）。

6. 图像要求 无明显运动伪影；包全病变。

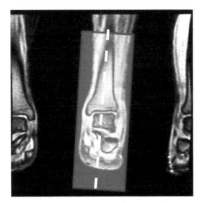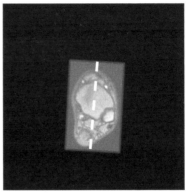

图7-29　踝关节矢状位扫描基线及范围

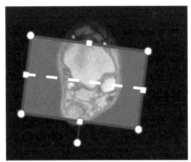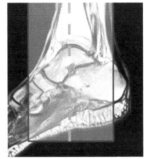

图7-30　踝关节冠状位扫描基线及范围

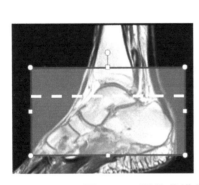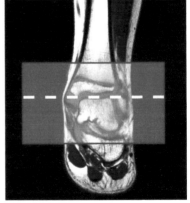

图7-31　踝关节横断位扫描基线及范围

三、扫描技术

1. 平扫 横断位T_2WI FS；矢状位T_1WI，PDWI FS；冠状位 T_2WI FS，T_1WI。

2. 增强 冠状位、矢状位、横断位T_1WI FS。

四、注意事项

1. 检查中对于躁动等不能合作的患者，可以通过快速扫描序列等办法缩短扫描时间。必要时在临床医师指导下给予适量镇静剂，并注意严密观察。

2. 对于踝关节炎症和骨头病变患者，应根据病变的位置选择相应的扫描方位，选择合适的层厚及扫描时包全病变范围。增加扫描横断DWI。

第十三节 足

一、检查前准备

1. 要求患者摘除所有含金属的物品（活动义齿、助听器、发夹、耳环、项链等）。

2. 确保患者无检查禁忌证。

二、扫描范围

1. 体位 足先进、仰卧位，双手置于身体上方。

2. 定位 定位线对准足弓中心。

3. 矢状位 横断面上垂直于内外踝连线，冠状面上垂直于关节平面，扫描范围从内踝至外踝（图7-32）。

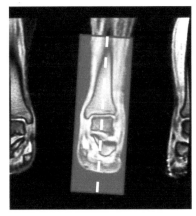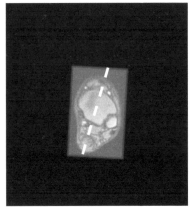

图7-32 足部矢状位扫描基线及范围

4. 冠状位 矢状面上垂直于足弓，横断面上垂直于足部长轴，扫描范围从足趾至跟骨（图7-33）。

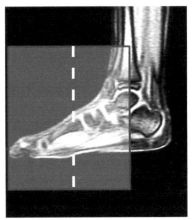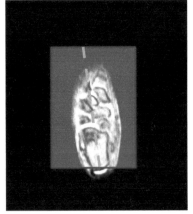

图7-33 足冠状位扫描基线及范围

5. 横断位 矢状面冠状面上平行于足底平面（图7-34）。

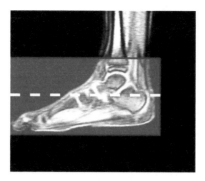

图7-34　足横断位扫描基线及范围

三、扫描技术

1. 平扫　横断位T_2WI FS；矢状位T_1WI，PDWI FS；冠状位T_2WI FS，T_1WI。

2. 增强　冠状位、矢状位、横断位T_1WI FS。

四、注意事项

1. 对于躁动等检查中不能合作的患者，可以通过快速扫描序列等办法缩短扫描时间。必要时在临床医师指导下给予适量镇静剂，并注意严密观察。

2. 对于糖尿病足和骨头病变患者，应根据病变的位置选择相应的扫描方位，选择合适的层厚及扫描时包全病变范围。增加扫描横断DWI。

（陈文迪）